主动脉瘤腔内治疗
标准与高级技术

Endovascular Treatment of Aortic Aneurysms
Standard and Advanced Techniques

主　编　【德】KONSTANTINOS P. DONAS, MD
　　　　　　　Professor of Vascular Surgery
　　　　　　　Consultant Vascular Surgeon
　　　　　　　Department of Vascular Surgery
　　　　　　　St. Franziskus Hospital Münster
　　　　　　　Münster, Germany

　　　　　【德】GIOVANNI TORSELLO, MD
　　　　　　　Professor of Vascular Surgery
　　　　　　　Director of Clinic of Vascular and Endovascular Surgery,
　　　　　　　University of Münster
　　　　　　　Chief of Department of Vascular Surgery,
　　　　　　　St. Franziskus Hospital Münster,
　　　　　　　Münster, Germany
　　　　　　　Universitätsklinikum Münster
　　　　　　　Waldeyerstraße, Münster, Germany

　　　　　【美】KENNETH OURIEL, MD
　　　　　　　Professor of Vascular Surgery
　　　　　　　CEO Syntactx
　　　　　　　New York, NY, United States

主　审　王　烈
主　译　夏　印
副主译　黎成金　　陈阳天　李毅清

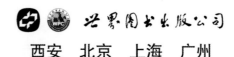

世界图书出版公司

西安　北京　上海　广州

图书在版编目（CIP）数据

主动脉瘤腔内治疗：标准与高级技术 /（德）康斯坦蒂诺斯·P. 多纳斯，（德）乔瓦尼·托尔塞洛，（美）肯尼斯·奥利尔主编；夏印主译 . —西安：世界图书出版西安有限公司，2022.6
书名原文：Endovascular Treatment of Aortic Aneurysms: Standard and Advanced Techniques
ISBN 978-7-5192-9307-9

Ⅰ . ①主… Ⅱ . ①康… ②乔… ③肯… ④夏… Ⅲ . ①主动脉瘤 – 介入性治疗 Ⅳ . ① R543.105

中国版本图书馆 CIP 数据核字（2022）第 030583 号

书　　名	**主动脉瘤腔内治疗：标准与高级技术**	
	ZHUDONGMAILIU QIANGNEI ZHILIAO: BIAOZHUN YU GAOJI JISHU	
主　　编	［德］Konstantinos P. Donas	
	［德］Giovanni Torsello	
	［美］Kenneth Ouriel	
主　　译	夏　印	
责任编辑	马元怡	
装帧设计	新纪元文化传播	
出版发行	**世界图书出版西安有限公司**	
地　　址	西安市锦业路 1 号都市之门 C 座	
邮　　编	710065	
电　　话	029-87214941　029-87233647（市场营销部）	
	029-87234767（总编室）	
网　　址	http://www.wpcxa.com	
邮　　箱	xast@wpcxa.com	
经　　销	新华书店	
印　　刷	西安金鼎包装设计制作印务有限公司	
开　　本	787mm×1092mm　1/16	
印　　张	9.25	
字　　数	180 千字	
版次印次	2022 年 6 月第 1 版　2022 年 6 月第 1 次印刷	
版权登记	25-2022-003	
国际书号	ISBN 978-7-5192-9307-9	
定　　价	118.00 元	

医学投稿　xastyx@163.com ‖ 029-87279745　029-87279675
☆如有印装错误，请寄回本公司更换☆

Elsevier (Singapore) Pte Ltd.
3 Killiney Road,
#08–01 Winsland House I,
Singapore 239519
ELSEVIER Tel: (65) 6349–0200; Fax: (65) 6733–1817

Endovascular Treatment of Aortic Aneurysms: Standard and Advanced Techniques

Copyright © 2018 by Elsevier, Inc. All rights reserved.

ISBN: 978–0–323–51148–3

This translation of ENDOVASCULAR TREATMENT OF AORTIC ANEURYSMS: STANDARD AND ADVANCED TECHNIQUES by KONSTANTINOS P. DONAS, GIOVANNI TORSELLO, KENNETH OURIEL was undertaken by World Publishing Xi'an Corporation Limited and is published by arrangement with Elsevier（Singapore）Pte Ltd.

ENDOVASCULAR TREATMENT OF AORTIC ANEURYSMS: STANDARD AND ADVANCED TECHNIQUES by KONSTANTINOS P. DONAS，GIOVANNI TORSELLO, KENNETH OURIEL 由世界图书出版西安有限公司进行翻译，并根据世界图书出版西安有限公司与爱思唯尔（新加坡）私人有限公司的协议约定出版。

《主动脉瘤腔内治疗：标准与高级技术》（夏印　主译）

ISBN 978–7–5192–9307–9

Translators
译者名单

主　审　王　烈
主　译　夏　印
副主译　黎成金　陈阳天　李毅清
译　者（按姓氏笔画排序）
王　烈　　解放军联勤保障部队第 900 医院
王铭伟　　福建中医药大学附属人民医院
毕国善　　南华大学附属第二医院
刘建勇　　华中科技大学同济医学院附属协和医院
孙　元　　苏州大学附属独墅湖医院
李文毅　　山西医科大学附属忻州医院
李毅清　　华中科技大学同济医学院附属协和医院
邹青青　　南华大学附属第二医院
汪洋怡景　南华大学附属第二医院
陈阳天　　福建中医药大学附属人民医院
林　晨　　解放军联勤保障部队第 900 医院
林孝文　　福建中医药大学附属人民医院
金　毕　　华中科技大学同济医学院附属协和医院
周　斌　　同济大学附属东方医院
夏　印　　福建中医药大学附属人民医院
党一平　　华中科技大学同济医学院附属协和医院
黄庆锦　　福建中医药大学附属人民医院
蔡传奇　　华中科技大学同济医学院附属协和医院
熊国祚　　南华大学附属第二医院
黎成金　　福建中医药大学附属人民医院
滕云飞　　华中科技大学同济医学院附属协和医院
穆妮热·约麦尔　福建中医药大学附属人民医院

主 编

Konstantinos P. Donas, MD
Professor of Vascular Surgery
Consultant Vascular Surgeon
Department of Vascular Surgery
St. Franziskus Hospital Münster
Hohenzollernring, Münster, Germany

Giovanni Torsello, MD
Professor of Vascular Surgery
Director of Clinic of Vascular and Endovascular
    Surgery, University of Münster
Chief of Department of Vascular Surgery, St.
    Franziskus Hospital Münster, Münster, Germany
Universitätsklinikum Münster
Waldeyerstraße, Münster, Germany

Kenneth Ouriel, MD
Professor of Vascular Surgery
CEO Syntactx
New York, NY, United States

编 者

Martin Austermann, MD
Assistant Professor of Vascular Surgery
Senior Consultant Vascular Surgeon
Department of Vascular Surgery
St. Franziskus Hospital Münster
Münster, Germany

Efthymios Beropoulis, MD
Fellow
Department of Vascular Surgery
St. Franziskus Hospital Münster
Münster, Germany

Theodosios Bisdas, MD
Assistant Professor of Vascular Surgery
Consultant Vascular Surgeon
Department of Vascular Surgery
St. Franziskus Hospital Münster
Münster, Germany

Michel Bosiers, MD
Vascular Surgeon
Department of Vascular Surgery
St. Franziskus Hospital Münster
Münster, Germany

Emiliano Chisci, MD
Consultant Vascular Surgeon
Clinic of Vascular Surgery
University of Florence
Florence, Italy
Department of Surgery
Vascular and Endovascular Surgery Unit
    "San Giovanni di Dio" Hospital
Florence, Italy

Frank J. Criado, MD
Vascular Surgeon and Endovascular Specialist
MedStar Union Memorial Hospital
Baltimore, MD
Professor of Vascular Surgery
Baltimore University Hospital
Baltimore, MD

Konstantinos P. Donas, MD
Professor of Vascular Surgery
Consultant Vascular Surgeon
Department of Vascular Surgery
St. Franziskus Hospital Münster
Münster, Germany

Markus Eisenack, MD
Fellow
Clinic of Vascular and Endovascular Surgery
University of Münster
Münster, Germany

Stefano Fazzini, MD, PhD
Department of Vascular Surgery
San Filippo Neri Hospital
Rome, Italy

Mario Lachat, MD
Professor of Vascular Surgery
Clinic of Cardiovascular Surgery
University Hospital Zurich
Zurich, Switzerland

Francisco Marques de Azevedo
Head of Vascular and Endovascular Nurse
   Team in the OR
St. Franziskus Hospital
Münster, Germany

Stefano Michelagnoli, MD
Professor Vascular Surgeon
Clinic of Vascular Surgery
University of Florence
Florence, Italy

Kenneth Ouriel, MD
Professor of Vascular Surgery
CEO Syntactx
New York, NY, United States

Giuseppe Panuccio, MD
Consultant Vascular Surgeon
Clinic of Vascular and Endovascular Surgery
University of Münster
Münster, Germany

Johannes Schäfers, MD
Fellow
Clinic of Vascular and Endovascular Surgery
University of Münster
Münster, Germany

Arne Schwindt, MD
Consultant Vascular Surgeon
Department of Vascular Surgery
St. Franziskus Hospital Münster
Münster, Germany

Giovanni Federico Torsello, MD, BA
Fellow in Radiology
Institute of Diagnostic and Interventional
   Radiology and Nuclear Medicine
Charité-University Medicine Berlin
Berlin, Germany

Giovanni Torsello, MD
Professor of Vascular Surgery
Director of Clinic of Vascular and Endovascular
   Surgery, University of Münster
Chief of Department of Vascular Surgery,
   St. Franziskus Hospital Münster, Münster,
   Germany
Universitätsklinikum Münster
Waldeyerstraße, Münster, Germany

Nicola Troisi, MD
Consultant Vascular Surgeon
Clinic of Vascular Surgery
University of Florence
Florence, Italy
Department of Surgery
Vascular and Endovascular Surgery Unit
San Giovanni di Dio Hospital
Florence, Italy

序

　　近年来，随着腔内技术的进步以及器械的飞速发展，主动脉疾病的治疗逐渐微创化。烟囱技术、分支支架技术、开窗支架技术等技术的出现，让过去累及主动脉弓和内脏动脉的胸、腹主动脉疾病以及解剖形态复杂的大动脉疾病从只有开放手术一个选择，到如今有逐渐被完全腔内修复术替代的趋势。

　　过去的 20 多年，大动脉的标准腔内技术在国内已经开展并被基层医疗中心掌握，然而受各种条件的限制，大动脉疾病的高级腔内技术尚未得到广泛应用，这也限制了国内部分地方医院的血管外科业务技术发展和水平的提高。

　　由 Konstantinos P. Donas 博士、Giovanni Torsello 博士和 Kenneth Ouriel 博士主编的《主动脉瘤腔内治疗：标准与高级技术》一书，共分五部分 21 章。该书内容翔实、图文并茂，由浅入深展示了作者值得借鉴的丰富而又宝贵的临床经验。只要深入学习并领会书中要点知识，可以让我们在大动脉诊治方面少走很多弯路。

　　本书的编译成员多为血管外科领域专家学者，多数有留学经历，具有良好的英语编译能力。他们在尊重原文的基础上，力求该书翻译的准确性。

　　本书可作为血管外科医生、心胸外科医生、介入科医生的工作参考工具，也可供相关专业研究生和进修医生学习使用。

2022 年 4 月

译者序

随着血管外科影像、器材等相关领域快速发展，主动脉疾病的腔内治疗已经逐渐在国内普及，但对于短瘤颈、累及重要分支或者扭曲严重、入路困难等复杂主动脉病变的治疗，常常让血管外科医生感到棘手。

笔者有幸读到 Konstantinos P. Donas 博士、Giovanni Torsello 博士和 Kenneth Ouriel 博士主编的《主动脉瘤腔内治疗：标准与高级技术》一书，深感有必要将本书介绍给国内的读者。

平行移植物、开窗以及分支支架技术等主动脉修复的高级腔内技术在国内少部分中心逐渐开展并发展，但还没有得到普遍应用。高级技术的发展扩大了主动脉疾病适用范围，这些主动脉疾病可以进行腔内治疗而不再需要开放手术。本书的目的是为从事血管腔内治疗的临床血管外科医生提供国外最先进的参考，帮助大家了解复杂主动脉瘤腔内治疗的前沿思想，处理那些无法使用标准、现成的血管内移植技术治疗的复杂或者高风险动脉瘤。希望本书能为血管外科医生的工作提供帮助。

本书的翻译工作由国内多家医院、多年从事血管外科临床工作的专科医生完成，大家在繁重的临床工作之外利用大量业余时间完成了翻译任务，在此衷心感谢他们的辛勤付出。

作为译者，我们希望本书的翻译尽量忠于原著，表达原著的精髓，达到"信、达、雅"的标准。但由于时间和语言能力有限，书中难免存在一些不足及错漏，敬请广大专家同行批评指正！

2022 年 4 月

　　感谢我可爱的孩子们——Pericles 和 Amalia。在我和杰出的编辑及作者们一起编写出版本书的过程中，他们一直都陪伴着我。

——Konstantinos P. Donas

前　言

　　我们可能觉得腹主动脉瘤修复术是"旧技术"了，因为即使是腔内修复术（EVAR）都有25年了。实际上，对于广泛的主动脉瘤样疾病，要想获得很有效的治疗，我们做得还远远不够。有些动脉瘤，如果腔内修复术无法实现安全有效的修复，就会考虑选用开放手术。目前开放手术仅限于为了保障肾动脉和内脏动脉的有效血供，但由于近端瘤颈病变无法获取长期有效的固定和封堵的病例。髂动脉粥样硬化和瘤样病变有时也会限制腔内修复术的应用，髂动脉的解剖因素偶尔也会影响EVAR的安全实施。

　　主动脉修复的高级腔内技术在临床领域逐渐发展，但还没有得到普遍应用。高级技术的发展扩大了主动脉疾病适用范围，这些主动脉疾病可以进行腔内治疗而不再需要开放手术。有了高级腔内技术，过去需要开放手术的近端瘤颈病变可以在更高位置的没有病变的近心端部位实施手术。近端主动脉瘤开放手术之外的治疗需谨慎选择。腔内技术和采用腹膜后入路的传统开放手术一样，在内脏上方主动脉的阻断和肾－内脏－肋间动脉的重建上也有了进一步的发展。

　　平行移植物、支架、开窗以及分支支架技术已经成为重要的腔内技术，可以通过正常段的主动脉（支架锚定贴壁）完成对更近心端病变的腔内修复。与近端主动脉瘤的复杂开放式手术修复一样，高级的EVAR技术在某些方面对从业者来说也是难以完全掌握的。缺乏经验的介入医师可能不熟悉修复肾旁动脉瘤、肾上腺动脉瘤、胸主动脉瘤、腹主动脉瘤所需的高级技能，而此类动脉瘤的开放手术技术也并不常见。类似地，狭窄的主动脉分叉、髂动脉粥样硬化疾病和常见的髂动脉瘤的治疗对血管腔内治疗都是挑战。未能充分识别、规划和解决此类解剖问题可能导致支架急性闭塞、出血并发症以及长期通畅等问题。

　　这本书的目的是为从事血管腔内治疗的临床医生提供先进的技术参考，帮助他们了解复杂主动脉瘤腔内治疗的前沿思想，处理那些无法使用标准和现成的血管内移植技术治疗的动脉瘤。然而，在采用新技术来解决解剖结构异常的动脉瘤之前，临床医生必须对标准腹主动脉瘤的腔内治疗有良好的基础。因此，本书首先介绍肾下血管内修复，包括术前和术后患者管理。后续的章节描述了标准技术的改进，以便能够安全地处理具有挑战性的髂动脉入路，能识别和治疗困难瘤颈。本书的重点在于介绍如何使用先进的技术来保护肾动脉和内脏动脉灌注，以治疗更近端的动脉瘤。这些章节涵盖了广泛的技术，包括烟囱、开窗、胸腹动脉瘤和主动脉弓动脉瘤、分支移植物和杂交手术技术。内漏是腔内修复最常见的早期和晚期并发症，本书对这一问题的处理做了专门讨论。书中还介绍了先进的术中成像技术——特别是融合成像，影像可视化和腔内效果的相关性，以及尽可能减少患者、外科医生和手术人员的辐射暴露的重要性。

没有任何一本书能够代替可靠的实际外科手术训练。任何一段话、任何一张图片或某位退休外科医生简短的结论，都不能取代现场外科训练中密集的、即时的触觉和视觉训练。本书的目的不是取代传统的手把手的外科教学模式，读者应注意，传统的外科教学模式对取得血管腔内治疗技能至关重要。对于学习血管腔内技术的年轻医生而言，本书的目的是提供临床学习的基础。对于血管腔内技术的大师来说，本书能够对"下一个案例"中可能采用的新技术提供参考。此外，部分章节可能会促进更具创新性的、未知的新技术发展，从而多方面、连续地、最大限度、更有效安全地治疗主动脉瘤。

Kenneth Ouriel, MD

血管外科教授

Syntactx 首席执行官

于纽约州纽约市

直到几年前，开放手术还是主动脉病变患者的唯一治疗形式。如今，微创方法（如标准支架、烟囱支架、分支支架和开窗支架等腔内技术）已经变得越来越重要，更多高风险的患者开始选择血管腔内技术治疗。

本书主要介绍替代主动脉瘤开放手术治疗的标准和高级技术。书中的病例来自在德国明斯特圣弗朗西斯库斯医院医院血管外科接受治疗的患者。所有可能的方法都按治疗步骤进行描述，包括所介绍的技术的局限性和对相关文献的回顾。

本书的内容基于我们多年的临床经验，有时并不符合设备制造商的建议。在这种情况下，所述技术的替代方法可能是可行和成功的，特别是因为一些技术（如使用开窗移植物）已经引入临床有 15 年了，而其他技术（如烟囱技术）已经可以有选择地使用几种腹主动脉覆膜支架产品来执行。我们的主要目标是以标准化和统一的方式展示在我们中心实践的技术。

胸腹主动脉瘤和主动脉弓部动脉瘤仍然是最具挑战性之一，即使在专业的心血管中心，其致残率和死亡率也很高，本书的重点在于介绍适合这类病例的三明治技术或分支支架的全血管腔内技术。

我们希望这本书将有助于您在日常临床实践中能以患者为中心，选择成功的主动脉瘤腔内治疗方案。

Giovanni Torsello, MD

德国明斯特圣弗朗西斯库斯医院血管外科主任

明斯特大学血管外科教授、血管内外科临床主任

Contents
目　录

第 5 部分 主动脉弓与降主动脉动脉瘤

第 1 部分
PART I

肾下主动脉瘤的标准腔内修复术

第 1 章

主动脉瘤腔内修复术的穿刺入路

MARKUS EISENACK, KONSTANTINOS P. DONAS

通过股总动脉输送支架移植物是腔内治疗主动脉瘤的基础。从 20 世纪 90 年代至今，这项技术经过数次总结和改良，已经具备相当优势[1-4]。经皮穿刺入路相对于腹股沟切开入路耗时和并发症较少，能够降低诸如伤口感染、淋巴漏和局部血肿的发生率[5]。

现有的血管闭合系统最大只能适用于 10F 大小的穿刺点[6]。使用"预置"技术，血管闭合系统能闭合主动脉瘤腔内修复术（EVAR）时更大尺寸鞘管所残留的孔径[7]。

Prostar XL 10F（Abbott Laboratories. Abbott Park, Illinois, USA）由四部分组成（图 1.1）。前两个部件是用于将系统导入主动脉的亲水鞘和用于识别设备在血管中正确位置的标记管腔（图 1.2）。第三个部件是一个鞘管，包含四个直头的镍钛合金针，分别与两条编织线相连（图 1.3）。第四个部件是用于分离组织

和捕获针的旋转筒。该装置被用于将闭合装置推送进入动脉，并引导针的轨迹穿过皮下组织，将缝线通过动脉壁从内侧拉出（图 1.4，图 1.5）。

预置缝合技术

穿刺股总动脉后，植入 8F 短鞘，用蚊式钳钝性分离皮下组织至血管前壁，送入 Prostar XL 10F。通过血管钳固定缝线，但不要收紧，退出缝合系统后送入 14F 鞘。成功释放支架后，收紧缝线上预置的渔夫结即可完成缝合（图 1.6）。

可以将导丝预留于穿刺血管中，在

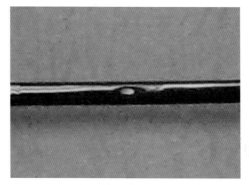

图 1.2 Prostar 血管闭合系统的标记管腔

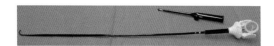

图 1.1 The Prostar XL 10F 血管闭合系统

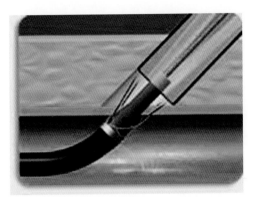

图 1.3 镍钛合金直针交叉后将缝线打结

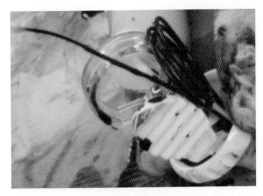

图 1.4 旋转尾端筒状部分插入股动脉。通过回血确认 Prostar 是否处于正确的位置

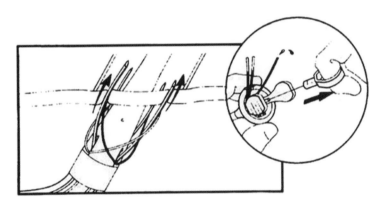

图 1.5 拉出缝线穿过动脉壁

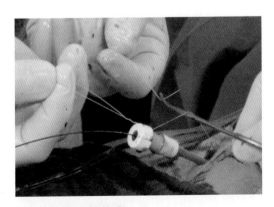

图 1.6 渔夫结技术

大出血和缝合失败时仍可保留血管通路。如果需要暴露股动脉，在解剖的过程中尽量控制出血。如缝合后仍有渗出，可尝试用线结推送器沿缝线走行方向压迫血管壁数分钟，并手工压迫动脉穿刺点近心端（图 1.7）。

若压迫无效，可将聚四氟乙烯（PTFE）补片与 Prostar 的四条血管缝线缝合，以实现止血。使用局部液体皮肤黏合剂封闭伤口。

3

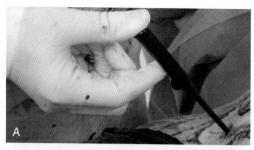

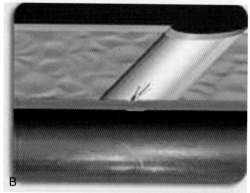

图1.7 A, B, 用线结推送器压迫动脉穿刺点正上方

文献回顾

Prostar现有最大的单中心研究来自于德国明斯特[8]。2004年1月至2005年12月期间，共有535例患者接受了经皮主动脉瘤腔内治疗。没有患者因肥胖、股总动脉严重钙化、既往介入治疗或腹股沟手术而被排除在外。失败的高危因素包括肥胖[体重指数（BMI）>35]、股总动脉广泛钙化、既往手术史或腹股沟瘢痕、外科医生经验不足（经验充足被定义为使用Prostar XL进行30次以上的闭合）。所有经皮途径治疗患者中，96.1%（n=868个腹股沟）一次闭合成功。35例（3.9%）患者进行了二

次手术，主要问题包括出血（28例）、假性动脉瘤（4例）或动脉血栓形成（3例）；其中23例并发症患者接受了开放手术修复。12例患者使用PTFE补片结合Prostar缝合修复。所有病例均在术后1周内发现治疗入路并发症；没有患者出现晚期并发症。在早期或晚期均未记录到伤口并发症。

股总动脉严重钙化（37.8%）、腹股沟瘢痕（23.8%）或外科医生执行经皮EVAR经验少于30例病例（14%）是出现穿刺点并发症的主要高危因素。腹股沟瘢痕与后期转为开放股动脉修复显著相关（$P<0.001$）。假性动脉瘤在腹股沟有瘢痕患者中发生率明显升高（$P<0.05$）。鞘的大小和腹股沟瘢痕也与早期中转手术相关，但程度较低（分别为$P<0.05$）。肥胖不是任何并发症的危险因素。

肥胖患者的经皮治疗具有减少伤口并发症的优点，但需要精确穿过皮下组织，将装置推进到血管腔内。必须观察到Prostar装置标记管腔的回血，以确认导管充分进入血管腔。笔者建议冲洗腹股沟（图1.8）和端口，并轻轻旋转装置，排除标记管腔的机械阻塞。

一项前瞻性随机研究评估了手术切开与经皮入路技术的优劣，结果表明经皮入路技术并发症发生率较低[5]。这项技术降低了伤口感染和淋巴漏的发生率，同时患者更易于接受避免外科切开暴露股动脉的方式。

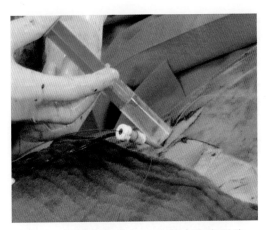

图 1.8　在肥胖患者中，系统冲洗腹股沟；插入 Prostar 装置后，冲洗端口排除标记腔的机械性阻塞

总　结

在 EVAR 术后使用 Prostar XL 10F 系统是安全有效的。外科医生的经验是保证操作成功的重要因素。股总动脉前壁的钙化和腹股沟区域的瘢痕是影响预后的重要因素，肥胖和鞘的大小对预后影响不大。经皮穿刺入路修复失败时，外科手术修补通常并不困难。正确的培训和器材操作是治疗成功的关键。

（周　斌　译）

参考文献

[1] Howell M, Doughtery K, Strickman N, et al. Percutanous repair of abdominal aortic aneurysms using the Aneurx stent graft and the percutaneous vascular surgery device. Cathet Cardiovasc Intervent, 2002,55:281-287.

[2] Starnes BW, Anderson CA, Ronsivalle JA, et al. Totally percutaneous aortic aneurysm repair: Experience and prudence. J Vasc Surg, 2006,43:270-276.

[3] Singh N, Adams E, Neville R, et al. Percutaneous endovascular AAA repair. Endovasc Today, 2005:39-44.

[4] Can A, Torsello G, Umscheid T. The arterial approaches for endovascular aortic grafting. Endovascular aortic repair: The State of The Art//Branchereau A, Jacobs M. Oxford: Blackwell Publishing, 2008:57-61.

[5] Torsello GB, Kasprzak B, Klenk E, et al. Endovascular suture versus cutdown for endovascular aneurysm repair: A prospective randomized pilot study. J Vasc Surg, 2003, 38:78-82.

[6] Jean-Baptiste E, Hassen-Khodja R, Haudebourg P, et al. Percutaneous closure devices for endovascular repair of infrarenal aortic aneurysms: A prospective, non-randomized comparative study. Eur J Vasc Endovasc Surg, 2008,35:422-428.

[7] Traul DK, Clair DG, Gray B, et al. Percutaneous endovascular repair of infrarenal abdominal aortic aneurysms: A feasibility study. J Vasc Surg, 2000,32:770-776.

[8] Eisenack M, Umscheid T, Tessarek J, et al. Percutaneous endovascular aortic aneurysm repair: a prospective evaluation of safety, efficiency, and risk factors. J Endovasc Ther, 2009, Dec,16（6）:708-713.

第 2 章
主动脉瘤腔内修复术的标准流程

KONSTANTINOS P. DONAS

Volodos[1] 和 Parodi[2] 等学者首先报道了主动脉瘤腔内修复的手术过程，其后相关的器械设计、组件和输送系统都有了长足的进步，这些改进使腔内治疗技术能够适用于解剖条件更复杂的病变。这项技术改进的主要目标仍然是近端支架移植物的定位、主动脉壁的锚定以及远端通过和适应髂动脉解剖结构的能力，这对于严重钙化和成角的病变尤为重要。

手术步骤

Endurant 支架移植物系统（Medtronic, Santa Rosa, California, USA）的良好设计使之能够克服解剖局限，扩展 EVAR 的适用人群。Endurant 系统是德国明斯特中心最常用的肾下型腹主动脉腔内支架系统。它具有近端短的 M 形支架、无纵向支撑梁以及输送系统亲水涂层等最新一代腔内支架型移植物的显著特征。该设备于 2008 年 7 月获得欧盟（CE）标志认证。EVAR 的腔内治疗分为 5 个步骤：

1. Seldinger 技术穿刺双侧股总动脉，植入 8F 鞘管；给予 5000U 肝素。双侧预置 Prostar 系统便于术后穿刺点闭合（见第 1 章）。

2. 泰尔茂（Terumo）导丝送入降主动脉，推送猪尾导管经主动脉弓进入升主动脉。更换 Lunderquist 超硬导丝，头端送入升主动脉。对侧将猪尾导管送入肾动脉水平，供血管造影使用。

3. 透视评估分叉的腔内支架移植物，尤其是对侧腿支的位置。支架主体通过 Lunderquist 导丝送至肾动脉平面。复查造影确认肾动脉下缘位置，释放支架。通过 C 臂的轴向运动来减少视差效应非常重要。

4. Terumo 硬导丝引导下撤出猪尾导管。通过猎人头等导管选入腿支。通过猪尾导管造影确认导管位于支架腿支的腔内，随后送入对侧腿支，准确定位释放，保证髂内动脉的血流。

5. 最后，释放主体顶端的锚定部分（花冠）。在主体支架移植物完全释放后，可以使用带刻度标记的猪尾导管，有助于测算同侧髂支的确切长度。将髂支释放于髂内外动脉分叉的上方。

操作过程中的问题

EVAR 过程中具有挑战性和技术要求较高的问题 困难入路

图 2.1 展示了一个严重钙化的腹主动脉瘤，并且髂动脉和动脉分叉处也有严重狭窄。一些治疗方法可以解决这些入路的问题。为改善支架输送条件，先用普通球囊扩张后再送入小直径输送系统的腹主动脉支架。本例患者使用了 7mm

或 8mm 的球囊导管预扩张（图 2.2）。

另一个选择是"铺设并扩张"的方法。该技术需要在髂总动脉内放置球扩或自膨式覆膜支架，随后使用球囊导管进行长时间扩张。由于预先植入覆膜支架，这项技术可以避免球囊扩张过程中髂动脉破裂出血。该方法的缺点是输送腹主动脉支架主体的时候，覆膜支架可能与输送系统相互摩擦，造成覆膜支架的断裂和移位。图 2.3 展示了髂动脉放置球

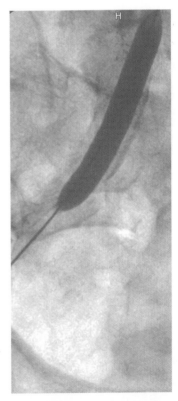

图 2.2 为改善 EVAR 术中支架输送条件，先用普通球囊扩张后再送入小直径输送系统的腹主动脉支架。本例中是使用普通球囊预扩张髂动脉

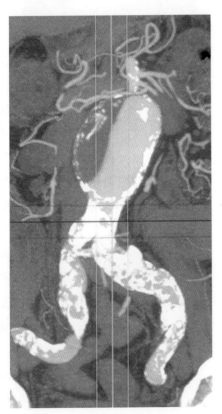

图 2.1 髂动脉严重钙化和狭窄

扩覆膜支架后，再使用球囊后扩张。

EVAR 的耐久性取决于肢体血管的长期通畅性的维持。因此，在笔者所在的明斯特中心，在髂支起点额外放置球囊扩张裸金属支架是治疗该段严重狭窄和腹主动脉分叉处直径小于 20mm 的首选方法。通过放置裸金属支架增加髂血管内径向支撑力对于保持疗效的持久和长期血管通畅至关重要。当遇到狭窄的腹主动脉分叉或髂总动脉狭窄时，应考虑使用裸金属支架。图 2.4 展示了这样的治疗方案，两个直径 10mm，长 39mm

的 Palmaz（Cordis, Baar, Switzerland）球扩裸支架放置于双侧髂总动脉。

还有一个解决髂动脉狭窄的好办法是使用超细外径的腹主动脉支架输送系统，如 INCRAFT（Cordis）。图 2.5 展示了双侧髂外动脉重度狭窄，内径小于 7mm 的病变。INCRAFT 输送系统的外径（OD）多数为 14F，在主体直径 34mm 的输送系统外径为 16F。图 2.6 展示了直径 30mm INCRAFT 支架的成功释放。明斯特中心经过 4 年的 CTA 随访证

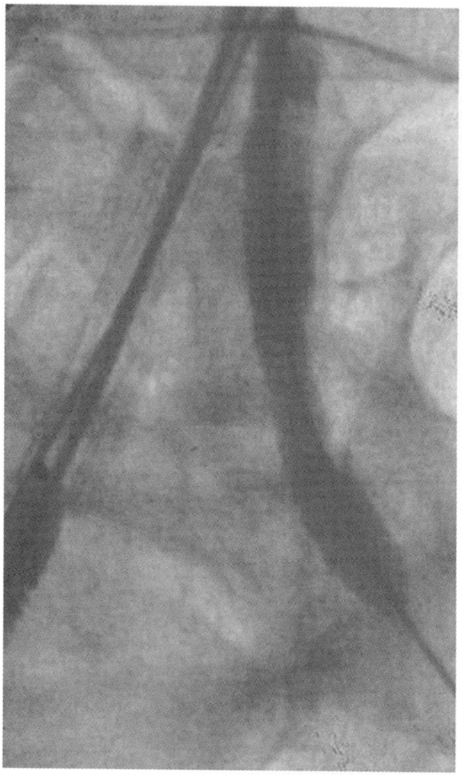

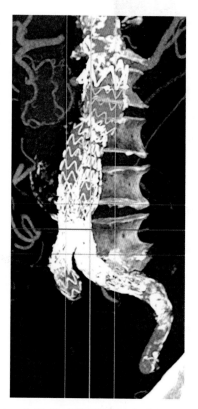

图 2.4 在髂总动脉增加两个球扩支架。这样可以增加 Endurant 髂支支架的径向支撑力。在重度钙化的髂动脉，这可以减少支架的闭塞

图 2.3 髂动脉释放球扩覆膜支架后，球囊后扩张

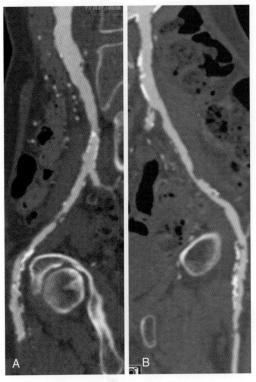

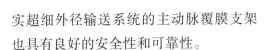

图 2.5　A, B, 双侧髂外动脉严重狭窄, 内径小于 7mm

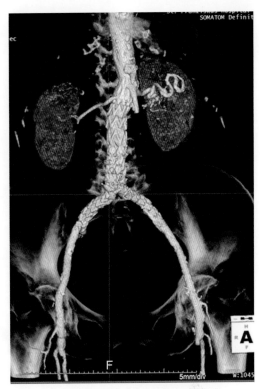

图 2.6　30mm INCRAFT 支架成功重建

实超细外径输送系统的主动脉覆膜支架也具有良好的安全性和可靠性。

困难瘤颈: 成角的主动脉瘤颈

在严重成角的主动脉瘤颈处放置主动脉支架是具有挑战性的。将输送系统的头端从体内移除的过程也可能挂到肾上段裸支架。Endurant 系统具有短 M 形设计, 在这类情况下是比较好的选择 (图 2.7)。

在支架完全释放前先释放肾上段锚定区有助于支架主体的精确定位。这样

处理可以在不增加主动脉夹层风险的基础上校准支架的位置, 将其准确的释放于肾动脉最低点。

肾动脉附近严重血栓形成

肾动脉或肾旁主动脉段严重血栓形成的情况下, 肾下固定型支架移植物是有益的。图 2.8 展示了一例具有挑战性的肾旁主动脉严重血栓形成的病例。该患者被成功放置了 Excluder C3 (Gore, Tempe, Arizona, USA) 肾下型腹主动脉分叉支架, 且右髂动脉支架被延长。

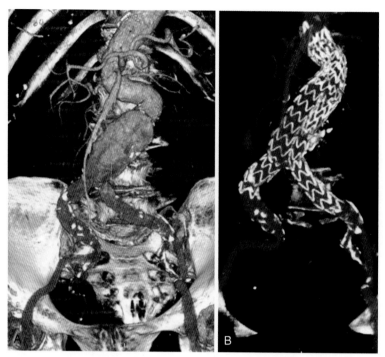

图 2.7 Endurant 系统近端短 M 形支架可以适应严重扭曲的瘤颈

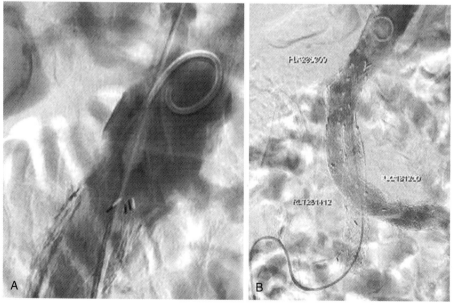

图 2.8 万一肾动脉起始处有血栓形成，释放在肾动脉下固定的 Excluder 支架，可以降低肾动脉血栓栓塞的风险

文献回顾

大量研究表明腹主动脉支架移植物的技术成功率和早期疗效非常优秀。Endurant 支架系统在笔者所在中心是肾下型腹主动脉瘤治疗的标准方案。该系统在术后近期和远期都显示出比较好的疗效，因为需要再次干预的内漏等并发症较少[3]。对超说明书使用（IFU）的患者也取得了比较满意的疗效，这些患者由于严重的髂部或瘤颈部成角、钙化和狭窄而不适合通过开窗支架移植物进行治疗。两个亚组之间的差异无统计学意义。第 1 年、第 2 年和第 5 年无二次干预的占比分别为 93.3%、91.6% 和 80.9%。这些结果不应被解读为鼓励超说明书使用，甚至在不合适的患者中滥用 EVAR 技术。当然，在无其他选择的情况下，超说明书使用也有取得满意疗效的机会[4]。

2011 年，Torsello[5] 等报道了 56 例超说明书使用 Endurant 支架系统的患者，其中 27 例（48.2%）患者近端瘤颈小于 10 mm，22 例（39.3%）患者肾下瘤颈成角大于 75°，剩下 7 例患者兼具两种解剖状况。1 年期随访发现按说明书使用组 100% 无 I 型内漏；超说明书使用组有 93.3% 无 I 型内漏。

笔者所在中心发生髂支闭塞的概率为 2.1%，是目前文献报道 Endurant 系统中最低的。2013 年荷兰多中心研究报道 Endurant 髂支闭塞率是 4.0%[6]。该研究发现 90% 的髂支闭塞发生在术后一年内。笔者推荐一种早期再干预的积极方法，以减少闭塞的发生率，并且本书的专家组同意这一建议。闭塞率低可能和我们采用的策略相关，即在手术血管造影中发现严重钙化和严重狭窄髂总动脉后，植入额外的球扩金属裸支架。此外，应始终在移除硬导丝后做最终的血管造影，以检测髂支是否错位和狭窄，错位与狭窄都可能导致髂支早期闭塞。

（周　斌　译）

参考文献

[1] Volodos NL, Shekhanin VE, Karpovich IP, et al. A self-fixing synthetic blood vessel endoprosthesis. Vestn Khir Im II Grek, 1986, 137 (11):123–125.

[2] Parodi JC, Palmaz JC, Barone HD. Transfemoral intraluminal graft implantation for abdominal aortic aneurysms. Ann Vasc Surg, 1991, 5(6):491–499.

[3] Donas KP, Torsello G, Weiss K, et al. Performance of the Endurant stent graft in patients with abdominal aortic aneurysms independent of their morphologic suitability for endovascular aneurysm repair based on instructions for use. J Vasc Surg, 2015, 62(4):848–854.

[4] Troisi N, Torsello G, Donas KP, Austermann M. Endurant stent-graft: a 2-year, single-center experience with a new commercially available device for the treatment of abdominal aortic aneurysms. J Endovasc Ther, 2010,396: 801–810.

[5] Torsello G, Troisi N, Donas KP, et al. Evaluation

of the Endurant stent graft under instructions for use vs offlabel conditions for endovascular aortic aneurysm repair. J Vasc Surg, 2011, 54(2):300–306.

[6] V an Zeggeren L, Bastos Gonçalves F, van Herwaarden JA, et al. Incidence and treatment results of Endurant endograft occlusion. J Vasc Surg, 2013,57(5):1246–1254.

第 3 章

ENDOANCHORS 在短颈动脉瘤腔内治疗中的应用

NICOLA TROISI, EMILIANO CHISCI, STEFANO MICHELAGNOLI,
EFTHYMIOS BEROPOULIS

腹主动脉瘤的"困难"瘤颈是 EVAR 的主要挑战[1]。已有数项研究证实,近端瘤颈形态和 I 型内漏明确相关。多数学者将"困难瘤颈"定义为角度大,长度短,形态复杂或合并严重钙化、血栓[2-4]。瘤颈解剖条件差是限制腔内技术应用于腹主动脉瘤治疗的主要原因[5-10]。

在 EVAR 手术起始环节,EndoAnchors 可以用来确保腔内移植物的有效隔绝作用,也可以用来处理术中或迟发的 Ia 型内漏(图 3.1)[1,11-22]。

ENDOANCHOR 释放

Heli-FX EndoAnchor 系统(Medtronic Endovascular, Santa Rosa, California, USA)包含具有螺旋形锚定结构的 EndoAnchor 植入物(每盒装有 10 个 EndoAnchors),Heli-FX Applier(EndoAnchor 基于导管释放定位的工具),以及 Heli-FX Guide(用于定位 Applier 的可调弯鞘)。该系统借助腔内技术,通过内置的螺钉将支架和主动脉壁锚定在一起。EndoAnchors由医用级镍钴丝制成,呈螺旋状。尖锐的圆锥形前端作为一个整体针头,足够其穿透覆膜支架进入血管壁直至中膜,但不会穿透外膜造成额外的损伤。

Heli-FX Applier 具有重新定位能力的电动两级释放结构,一次植入一枚 EndoAnchor。它可以为同一患者植入多枚 EndoAnchors。Heli-FX Applier 具有 12F 外径导管和一个集成控制手柄。

Heli-FX Guide 是一次性使用的灭菌器械,用于将 Heli-FX Applier 送至指定位置并释放 EndoAnchor。这种导引导管具有较高的 X 线透视显影性,适配 0.035 英寸(1 英寸 ≈ 2.54cm)导丝。Heli-FX Guide 包含一个 12F 内径的导引鞘,配备带集成控制手柄和封闭装置。通过旋转控制手柄上的控制旋钮来实现导管远端尖端的偏转。Heli-FX Guide 具有 62cm(16F 外径)和 90cm(18F 外径)两种工作长度。多个可偏转的尖端长度适用于各种主动脉直径。

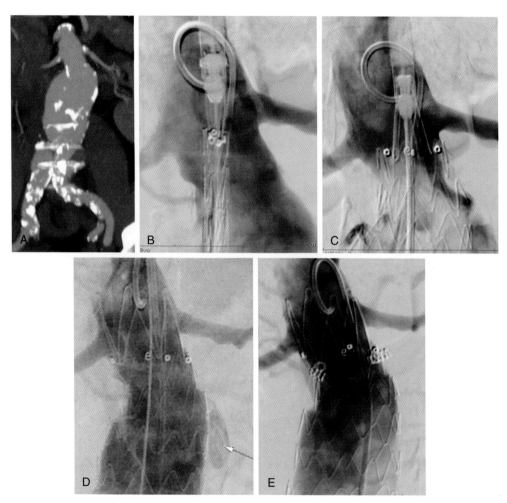

图 3.1 困难瘤颈的腹主动脉瘤。A. 术前 CT 扫描。B. 送入支架。C. 释放支架。D. 发现 I 型内漏。
E. 植入 Endoanchor 后内漏消失

适应证

根据说明书，Heli-FX EndoAnchor 系统被设计用于增强腹主动脉支架的径向修复能力，维持（预防性）或恢复（治疗性）支架对近端瘤颈的密封性，从而达到隔绝瘤体的作用。此外，该系统旨在治疗初次植入支架后的 Ia 型内漏，或因近端颈部扩张、装置缺陷（例如，肾上段花冠结构断裂）或其他问题而导致密封性丧失的迟发病例。当密封性丧失伴合并支架位移时，EndoAnchors 必须结合 Cuff 使用，以恢复肾动脉水平的密封性。

早期经验（STAPLE 试验）

2009 年的一项前瞻性单臂研究

（STYPE-1）中，在五个美国中心组的21 例患者共接受了 96 枚 EndoAnchors（每例患者植入 2~10 枚；中位数 4 枚）治疗[11]。

所有患者都完成术后 1 个月和 6 个月的随访，14 例患者完成了 1 年的随访。这些患者中有 2 例使用了近端 Cuff 支架。随访期间未对近端主动脉瘤颈进行进一步干预。STYPE-1 试验的初步结果显示了 6 个月和 1 年的良好结果。

2012 年，Mehta 等[12] 报道了 STAPLE-2 的 24 个月随访结果。这项研究包含 155 例患者，其中 147 例完成了 1 年期随访，121 例完成了 2 年随访。这些患者共植入 810 枚 EndoAnchor（中位数 5 枚 / 例），该组患者使用了没有锚定结构的 Aptus 支架，这些支架完全依赖 EndoAnchor 固定。所有患者没有出现迟发的 I 型或 III 型内漏。2 例患者在随访第 2 年由于瘤颈纵向生长发生支架移位，但是支架与最初释放的位置一致，也没有移植物或钉脱位、I 型内漏或需要二次干预的证据。研究者认为：STAPLE-2 试验成功地达到了安全性和有效性的终点，在 2 年的随访期间，许多患者动脉瘤囊消退，很少需要再干预。STAPLE-2 试验第 3 年结果仍然显示较低的 Ia 型和 III 型内漏发生率和二次干预率[13]。

ANCHOR 试验

ANCHOR 试验（The Aneurysm Treatment Using the Heli-FX Aortic Securement System Global Registry）是一项将 EndoAnchor 用于各种主动脉支架的国际多中心研究，用于预防腹主动脉瘤近端瘤颈解剖不良患者出现近端内漏，或者治疗发生 Ia 型内漏、支架移位的患者。2013 年 ANCHOR 试验有了初期结果。该项目历时 15 个月，入组了 149 例患者，分别位于 23 个美国中心和 4 个欧洲中心[14]。最常见的 EndoAnchor 使用指征是初次手术中有困难瘤颈（88%）和需要再次干预的 Ia 型内漏。初次手术技术成功率为 99%（109/110），二次手术技术成功率为 92%（35/38）。在 1 个月时，分别有 97%（96/99）和 89%（32/36）的患者复查没有发现 Ia 型内漏。

2014 年，ANCHOR 试验发布了早期结果报告[15]。在超过 2 年的时间里，319 例患者在美国和欧洲的 43 个中心入组。这项研究纳入了 242 例首次进行 EVAR 的患者（第一次手术组）和 77 例支架植入后晚期出现近端瘤颈并发症患者（再次手术组）。平均随访 7 个月，影像学复查 202 例患者中有 183 例（90.1%）没有发生 Ia 型内漏。研究者认为对于腹主动脉瘤瘤颈解剖不良或支架移位的患者，EndoAnchor 有助于预防近端锚定区并发症，可作为 EVAR 有效的辅助手段；但在迟发 Ia 型内漏这组最具挑战性的病例中，成功率明显较低。

2014 年末 ANCHOR 研究的短期随

访的结果发布。Jordan 等[16] 发现 94.4% 的患者（301/319）在平均 9.3 个月的随访期间免于二次手术。在 18 例二次手术的患者中，8 例因残余 Ia 型内漏再次手术，其他二次手术原因与 EndoAnchor 无关。在大多数情况下，使用 EndoAnchor 治疗持续性的（迟发的）和急性的（支架植入后即时发生的）Ia 型内漏是成功的。即使在腹主动脉瘤瘤颈解剖条件较差的患者中，预防性使用 EndoAnchor 的疗效也比较满意，但更有力的结论需要长期的随访数据支持。

ANCHOR 试验的 14 个月随访结果发布于 2015 年。在 208 例术后患者中，130 例接受了 CT 血管造影（CTA）复查，核心数据分析发现 2 例（1.5%）存在持续性 Ia 型内漏。Jordan 等[17] 认为在困难瘤颈中预防性使用 EndoAnchor 是中期随访结果满意的重要因素。

单中心的经验

预防性或治疗性应用 EndoAnchors 也有几个单中心经验的报道。Perdikides 等[18] 研究了 13 例主动脉瘤瘤颈近端不良患者在 EVAR 期间使用 EndoAnchor 作为辅助手段的可行性和早期结果。中位随访 7 个月，所有患者无近端腹主动脉瘤颈并发症发生。

Zacharias 等[19] 比较了 185 例使用 EndoAnchors 联合 EVAR 患者和 2701 例仅行 EVAR 患者的结果。在平均 26 个月

的随访中，EndoAnchors 联合 EVAR 患者的非致命性并发症、Ia 型内漏、所有类型的内漏以及需要二次干预的发生率显著降低。

de Vries 等[20] 最早公布了 EndoAnchor 的腔内治疗应用，报道了 2 例移植物向远端移位的病例。Hogendoorn 等[21] 报道了成功治疗 EVAR 后 Ia 型内漏引起腹主动脉瘤破裂的患者，该病例使用了 9 枚 EndoAnchor。Chaudhuri[22] 报道了一例近端瘤颈高度成角的 I 型内漏患者，使用 EndoAnchor 成功治疗。

在 2017 年莱比锡介入会议（LINC）上，Donas 介绍了一组包含 19 例患者的病例系列，这些 EVAR 术后出现 Ia 型内漏，并且合并有多种疾病，经过慎重筛选，确认其他复杂的血管腔内手术或开放性修复不可行。接受 EndoAnchor 治疗后，所有患者均无 Ia 型内漏，中期随访期间动脉瘤囊出现有统计学意义的消退。

展 望

尽管已有许多关于 EndoAnchor 在 EVAR 中使用的报道，但其广泛使用还需要更多困难瘤颈治疗数量和长期的随访来证明其有效性。在 2013 年一篇系统性综述中，Bail 等[23] 发现现有的研究结果尚不足以证实 EndoAnchor 的获益。尽管腹主动脉瘤瘤颈解剖结构不良的高危患者可能受益于 EndoAnchor 联合 EVAR 后较低的再干预率，但仍需要对更多患

者进行随机对照试验（RCT）。

总之，现有文献中仍有研究空白，EndoAnchor 缺少长期随访和耐久性方面的数据，尚不能充分评估移位发生率、Ⅰa 型内漏发生率以及与近端主动脉瘤颈病变相关的再干预率的关系。此外，在得出预防性使用的明确结论之前，必须进一步研究使用该装置治疗术中Ⅰa 型内漏的情况。

EndoAnchor 的适应证已经扩大到复杂的胸主动脉手术[24]，或将移位或错位的支架重新定位到髂血管轴(EndoAnchor 捕捉技术)[25-27]。目前，这些应用已被报道，但应用的价值仍有待于更可靠的数据来评估。

（周　斌　译）

参考文献

[1] Jordan Jr WD, Ouriel K, Mehta M, et al. Aneurysm Treatment using the Heli-FX Aortic Securement System Global Registry ANCHOR. Outcome-based anatomic criteria for defining the hostile aortic neck. J Vasc Surg, 2015,61:1383-1390.

[2] Buckley CJ, Buckley SD. Limitations of current EVAR endografts and potential solutions for their deficiencies. Semin Vasc Surg, 2012,25:136-137.

[3] Buckley CJ, Buckley SD. Deficiencies with current aortic endografts. J Cardiovasc Surg, 2015,56:369-373.

[4] Navarro TP, Bernardes Rde C, Procopio RJ, et al. Treatment of hostile proximal necks during endovascular aneurysm repair. Aorta, 2014,2:28-36.

[5] De Vries JP. The proximal neck: the remaining barrier to a complete EVAR world. Semin Vasc Surg, 2012,25:182-186.

[6] Troisi N, Torsello G. New-generation devices and adjunctive procedures are the key elements to expanding the indications for endovascular aneurysm repair. J Endovasc Ther, 2015,22:179-181.

[7] Donas KP, Lee JT, Lachat M, et al. PERICLES investigators. Collected world experience about the performance of the snorkel/chimney endovascular technique in the treatment of complex aortic pathologies: the PERICLES registry. Ann Surg, 2012,262:546-553; discussion 552-553.

[8] Pecoraro F, Veith FJ, Puippe G, et al. Mid- and longer-term follow up of chimney and/or periscope grafts and risk factors for failure. Eur J Vasc Endovasc Surg, 2016,51:664-673.

[9] Chisci E, Ventoruzzo G, Alamanni N, Bellandi G, Michelagnoli S. Transrenal E-XL stenting to resolve or prevent type Ia endoleak in the case of severe neck angulation during endovascular abdominal aortic aneurysm repair. J Vasc Surg, 2013,57:1383-1386.

[10] Deaton DH. Improving proximal fixation and seal with the Heli-Fx aortic EndoAnchor. Semin Vasc Surg, 2012,25:187-192.

[11] Deaton DH, Mehta M, Kasirajan K, et al. The phase I multicenter trial(STAPLE-1) of the Aptus endovascular repair system: results at 6 months and 1 year. J Vasc Surg, 2009,49:851‐857; discussion 857-858.

[12] Mehta M, Fairman RM, Deaton DH. Staple-2: the pivotal study of the Aptus endovascular AAA repair system— 24-months results. J Vasc Surg, 2012,55:624.

[13] Mehta M, Henretta J, Glickman M, et al.

Outcome of the pivotal study of the Aptus endovascular abdominal aortic aneurysms repair system. J Vasc Surg, 2014,60:275–285.

[14] Jordan Jr WD, de Vries JP, Mehta M, et al. Prospective multicenter international trial of EndoAnchor fixation and sealing of aortic endografts: indications for use and early results in the ANCHOR trial. J Vasc Surg, 2013,58:857.

[15] De Vries JP, Ouriel K, Mehta M, et al. Aneurysm Treatment Using the Heli-FX Aortic Securement System Global Registry ANCHOR Trial. Analysis of EndoAnchors for endovascular aneurysm repair by indications for use. J Vasc Surg, 2014,60:1460–1467.

[16] Jordan Jr WD, Mehta M, Varnagy D, et al. Results of the ANCHOR prospective, multicenter registry of EndoAnchors for type Ia endoleaks and endograft migration in patients with challenging anatomy. J Vasc Surg, 2014,60:885–892.

[17] Jordan Jr WD, de Vries JP, Ouriel K, et al. Midterm outcome of EndoAnchors for the prevention of endoleak and stent-graft migration in patients with challenging proximal aortic neck anatomy. J Endovasc Ther, 2015,22:163–170.

[18] Perdikides T, Melas N, Lagios K, et al. Primary endoanchoring in the endovascular repair of abdominal aortic aneurysms with an unfavorable neck. J Endovasc Ther, 2012,19:707–715.

[19] Zacharias N, Mehta M, Paty PS, et al. Use of HeliFx EndoAnchor during EVAR reduces endoleaks and the need for secondary interventions: a prospective singlecenter analysis. J Vasc Surg, 2015,62:797.

[20] De Vries JP, Schrijver AM, Van den Heuvel DA, et al. Use of endostaples to secure migrated endografts and proximal cuffs after failed endovascular abdominal aortic aneurysm repair. J Vasc Surg, 2011,54:1792–1794.

[21] Hogendoorn W, Schlösser FJ, Aruny JE, et al. Successful treatment of a proximal type I endoleak with Heli-FX EndoAnchors. Ann Vasc Surg, 2014,28:737.e13–e17.

[22] Chaudhuri A. Endostapling can constrain a hyperangulated neck and successfully treat a proximal type I endoleak after EVAR. Eur J Vasc Endovasc Surg, 2016,51:681.

[23] Bail DH, Walker T, Giehl J. Vascular endostapling systems for vascular endografts (T)EVAR: systematic review—current state. Vasc Endovascular Surg, 2013,47:261–266.

[24] Ongstad SB, Miller DF, Panneton JM. The use of EndoAnchors to rescue complicated TEVAR procedures. J Cardiovasc Surg, 2016,57:716–729.

[25] Garland BT, Singh N, Starnes BW. Endovascular repositioning of a migrated stent graft using "endoanchor capture". Ann Vasc Surg, 2015,29:123.e1–e5.

[26] Katsargyris A, Oikonomou K, Klonaris C. Comparison of outcomes with open, fenestrated, and chimney graft repair of juxtarenal aneurysms: are we ready for a paradigm shift? J Endovasc Ther, 2013,20(2):159–169.

[27] Melas N, Perdikides T, Saratzis A, et al. A novel approach to minimize sealing defects: EndoAnchors reduce gutter size in an in vitro chimney graft model. J Endovasc Ther, 2013,20:506–513.

第 4 章

超声造影在主动脉瘤腔内修复术术后随访中的应用

EMILIANO CHISCI, NICOLA TROISI, STEFANO MICHELAGNOLI

EVAR 术后随访的最佳成像手段和时间仍在探讨中。随访过程中很多影像学方式被用于测量瘤体直径，检测内漏及分型，探查支架移植物的形态学细节（例如移植物闭塞），发现支架内感染的影像学证据和其他细节[1-2]。最近的一项系统性综述认为，90% 以上 EVAR 患者没有从随访的监测中获益，仅有 1.4%~9% 的患者仅因为影像学检查的结果而启动无症状二次干预[3-6]。因此，要明确影像学随访带来的辐射并发症和其他并发症的风险不超过 EVAR 自身的并发症风险，从而采取侵入性最小和最安全的 EVAR 随访方案。EVAR 的"致命弱点"是存在内漏和二次干预的适应证 / 时机，其中 Ⅱ 型内漏是最常见的类型。本章探讨超声造影（CEUS）在 EVAR 术后患者随访中的作用。

文献回顾

作为一种实时成像方式，CEUS 在不同的血管医学领域中越来越流行，因为它没有诱发肾病或辐射暴露等潜在风险。这与当前计算机断层扫描血管造影（CTA）的"金标准"技术形成了鲜明对比。CEUS 已成为增强彩色双功能超声的另一种方式，有可能更好地检测内漏和分型，并判断靶血管是否通畅。CEUS 可以更好地显示主动脉及其主要分支。CEUS 是超声造影剂与专用硬件和软件平台协同集成的结果。CEUS 可以在 5~10min 内观察到内移植物，从不同角度对内移植物成像，以评估管腔灌注，并以高时间分辨率评估低流量状态。通过局灶性充盈缺损可以辨别血栓性物质，并确认其位于动脉瘤囊壁或邻近血管内移植物。

CEUS 中使用的试剂是由六氟化硫或由磷脂壳包裹的全氟化碳组成的稳定微球。超声造影剂通过静脉注射给药，并将造影剂严格限制在血管空间内（血池造影剂），增强血液的声学信号。超声微泡的作用类似于红细胞。这些造影剂的有效性取决于它们的回声（微泡内气体反射超声波的能力）、浓度（气泡数量）和谐波响应（气泡暴露于超声波束时的特殊行为）。这些微泡在低机械指数的超声机上检测时表现出非线性行为。

研究显示，与 CTA 相比，CEUS 在检测内漏方面具有较高的灵敏度（92%~100%）和特异性（82%~100%）[7-17]。CEUS 成像由于其实时动态特性，已被证明在检测内漏方面的效果与 CTA 相当。由于 CTA 显示血流方向的能力有限，所以 CEUS 比 CTA 更能量化血流并鉴别不同类型的内漏。CEUS 可以像 CTA 一样敏感地检测通常需要立即干预的内漏（Ⅰ型和Ⅲ型），以及 CTA 可能遗漏的内漏（Ⅱ型）。CEUS 可帮助确定这些内漏的来源，并可提供Ⅱ型内漏的超声参数，预测动脉瘤囊压力和破裂的风险。

在Ⅰ型和Ⅲ型内漏中，可以检测到移植物内外同时增强的高流量信号（图 4.1，图 4.2）。对于Ⅱ型内漏，可以确定病灶的来源（图 4.3）[15]。对于Ⅳ型内漏，

即使在长时间的延迟后（>2min），也无法检测到支架外部的增强信号（图 4.4）。CEUS 的一个重要作用是对先前接受过弹簧圈、血管栓或凝胶治疗的二次干预患者进行随访。在这种情况下，CEUS 能可靠地探查用弹簧圈和钽强化胶栓塞的瘤腔，避免 CTA 图像中的伪影。此外，Gargiulo[18] 等建议使用三维（3D）CEUS 对开窗 EVAR 患者进行随访，这项技术能提供比 CTA 或二维（2D）CEUS 更多的开窗支架及其靶血管的重建信息。

自 2011 年以来，欧洲医学和生物学超声学会联合会推荐 CEUS 用于腹主动脉瘤（AAA）内漏的检测、分型和随访[19]。然而，CEUS 作为 EVAR 监测的单一成像方式存在一些局限性，超声检查有明显的"操作员依赖性"，在某些特殊情况，例如患者的特征，肥胖 [体重指数（BMI）>30]、腹水和肠道气体丰富等，都会造成技术问题。CEUS 的另一个潜在缺点是它对支架的金属骨架折断或解体的分辨能力较弱。

来自 San Giovanni di Dio 医院的经验

意大利佛罗伦萨的 San Giovanni di Dio 医院是目前开展 EVAR 术后 CEUS 随访患者量最大的中心之一[20-21]。从 1999 年开始，这家医院开始将 CEUS 作为 EVAR 术后随访的常规。

起初，该院三级转诊中心的 EVAR 监测是基于腹部平片（RX）、彩色双功

Ⅰ型内漏

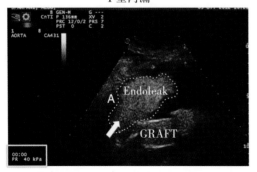

图 4.1 高流量Ⅰ型内漏，支架内外同时强化（第 0 秒）。5mL 声诺维 Sonovue 团注后超声造影（CEUS）。Endoleak：内漏；GRAFT：支架

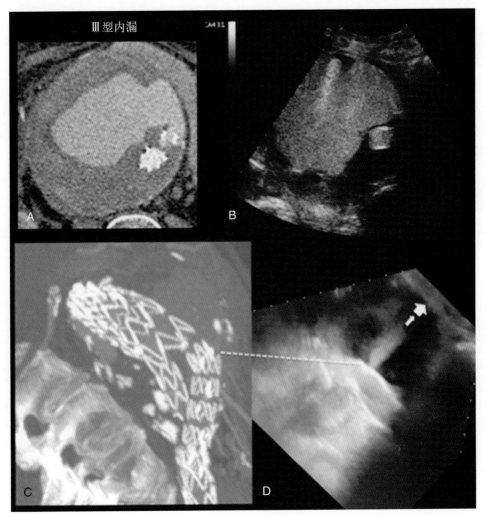

图 4.2　高流量的 Ⅲ 型内漏。CT 血管造影（CTA）（图 A）和 CEUS（注入后 2s）（图 B）对比，CEUS 用了 5mL 声诺维。CTA 3D 重建显示髂支近端与支架主体脱位（图 C）。 D. 注入造影剂后 B 型超声成像，显示支架不连续处喷射样信号

能超声（CDU）和 CTA。自 2012 年起，对以下适应证进行了 CEUS 检查：

　　·检测内漏

　　·明显的动脉瘤扩张（例如，瘤体增长每 6 个月内 >5 mm）

　　·肾功能不全患者 [CKD（chronic kidney disease）分级 ≥ 3 级]

　　·碘造影剂过敏患者

　　该中心的 EVAR 术后方案是 1 个月的随访，包括 CTA、CDU、普通 X 线和临床检查。根据四种适应证，选择性地进行 CEUS。此后，每 6 个月进行一次

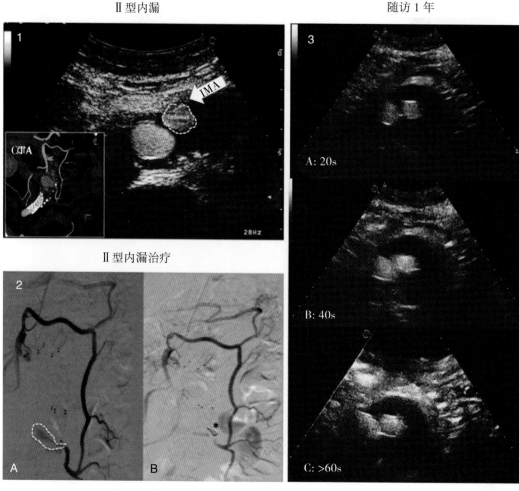

图 4.3 1. 源自肠系膜下动脉（IMA）的低流量Ⅱ型内漏。CEUS 用了 5mL 声诺维（20s 时图像），内漏位置已在图中标注。CTA 显示Ⅱ内漏源自 Riolan 动脉弓。 2A. 肠系膜上动脉造影 4F 导管 +2.7 微导管超选择至 IMA 显示Ⅱ型内漏起源。2B. 造影显示在 IMA 根部植入 5cm×10cm 可解脱弹簧圈（×2）后内漏消失。3. 一年后 CEUS 随访在注入造影剂后 20s、40s、>60s 时，瘤腔内无造影剂强化。 CEUS 用了 5mL 声诺维。Endoleak：内漏

临床检查、CDU 和普通 X 线。随访中留存异常的或非诊断性的 CTA 影像也可用于计划行二次干预的患者。

标准 CDU 始终在 CEUS 之前执行。夜间禁食后，使用探头对仰卧位患者进行矢状面或横切面扫描。B 型成像最初用于识别主动脉。动脉瘤囊的最大直径是在横切面上测量的。多普勒超声证实肾动脉通畅。从支架的近端附着点到远端点扫描主动脉。根据 EVAR 报告标准，

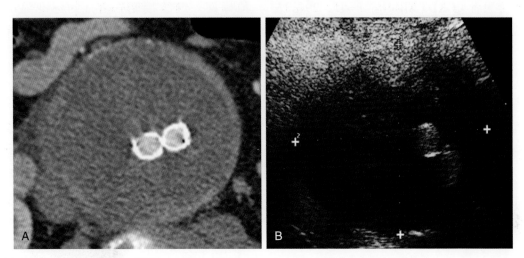

图 4.4　Ⅳ型内漏强化不明显。A.CTA。B.CEUS（>180s）用了 5mL 声诺维

使用彩色和多普勒超声评估支架周围血流、支架狭窄、血栓形成、扭曲和内漏[2]。

随后用同一台超声机进行 CEUS，由经验丰富的血管外科医生来完成。使用低机械指数（从 0.2 到 0.30）来避免微气泡的早期破坏。一般使用 2.5M 至 5MHz 探头（Esaote, Genoa, Italy）；使用二代声学造影剂（SonoVue; Bracco, Milan, Italy），由六氟化硫填充的微泡制成，微泡带有柔性脂质壳，通过呼吸系统排出。不稳定型心绞痛、近期急性冠脉综合征发作（<14d）或近期加重的严重慢性阻塞性肺疾病患者禁用该药。因此，所有患者在服用造影剂前都要行禁忌证筛查。

借助超声系统和微泡之间的非线性声学相互作用，对比技术利用低声压产生图像。微气泡振荡并反射声波，实现连续显示增强对比度的灰度图像。

通过肘窝处静脉的 18 号套管针单

次给药 5mL，随后注入 5mL 生理盐水冲洗。作者更倾向于注射较大剂量的造影剂，以提高内漏检测的灵敏度和特异性。也有文献报道第一次用药剂量为 1~2.5mL，第二次用药剂量大致相同。即刻出现增强的内漏提示为支架相关的Ⅰ型或Ⅲ型内漏，而延迟 5s 增强的内漏提示为Ⅱ型内漏。事实上，我们观察到Ⅰ型内漏的所有患者中，瘤腔和支架内的增强信号几乎同时出现（见图 4.1）。

在多学科会诊会上，由血管放射科和血管外科医生回顾讨论检查结果，得出诊断并制定适当的治疗计划。2012 至 2016 年，EVAR 随访中进行了 318 次 CEUS 扫描（年龄 67~92 岁，中位年龄 78 岁；其中 255 例男性）。CEUS 的主要指征是存在任何形式的内漏（n=160，50%）；瘤体显著增大，6 个月内动脉囊生长大于 5mm（n=34，11%）；肾功能不全患者（CKD3 期以上：n=91，29%）或碘对比剂过敏（n=33，10%）（图 4.5）。

EVAR 后的中位随访时间为 78 个月（范围为 0~207 个月）。在前 100 例患者中，CEUS 与 CTA 对内漏分型的灵敏度和特异性都达到了 100%。此外，CTA 错误分类了 2 例 II 型内漏（1 例为 I 型，1 例为 III 型）。在所有病例中，CEUS 都能够检测内漏并分型。I 型、II 型、III 型和 IV 型内漏的发生率分别为 16（10%）、139（86%）、3（2%）和 3（2%）（表 4.1）。自 CEUS 引入以来的 4 年间，筛查患者的 SIR 发生率为 11%（36）。当出现以下三个标准时，CEUS 提示需要二次干预：

（1）6 个月瘤囊增长大于 5mm；

（2）出现任何形式的内漏；

（3）造影剂增强持续时间超过 60s。

在任何二次干预之前都需要 CTA。65% 的病例（206 例）不符合二次干预标准，继续接受 6 个月的标准随访（CDU+RX），包括 24%（76 例）病例后续进行 CEUS 随访（图 4.6）。

随访期间发生 2 例动脉瘤相关死亡；一例患者在计划二次干预前 6d 死亡，一例患者死于二次干预的心脏并发症；2 例患者死亡的主要原因都是腹主动脉瘤破裂。CEUS 与 CTA 花费相当（目前为 120 欧元 vs. 125 欧元），但几乎没有致病性，也没有对比剂肾病或辐射暴露的风险。经过 4 年随访，研究者发现 CTA

表 4.1　CEUS 检查内漏的类型

内漏类型	n（百分比）	SIR, n（百分比）
内漏类型	160（100%）	36（100%）
I	18（10%）	15（42%）
II	139（86%）	17（47%）
III	3（2%）	3（8%）
IV	3（2%）	1（3%）

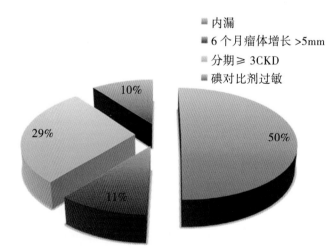

- ■ 内漏　　　　　　　　　　a=160（50%）
- ■ 6 个月瘤体增长 >5mm　　b=34（11%）
- ▨ 分期 ≥ 3CKD　　　　　　C=91（29%）
- ■ 碘对比剂过敏　　　　　　D=33（10%）

图 4.5　CEUS 适应证。CKD：慢性肾病

对比剂过敏的发生率降低了 90%，有过敏史的患者会提前引入 CEUS。图 4.7 显示了研究者目前的随访方案。

总　结

超声造影可正确识别 EVAR 后的内

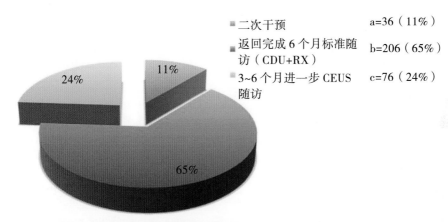

- 二次干预　　　　　　　　　a=36（11%）
- 返回完成 6 个月标准随访（CDU+RX）　b=206（65%）
- 3~6 个月进一步 CEUS 随访　c=76（24%）

图 4.6　CEUS 后再次干预或继续 EVAR 随访的情况。CDU：彩色多普勒超声；RX：腹部平片

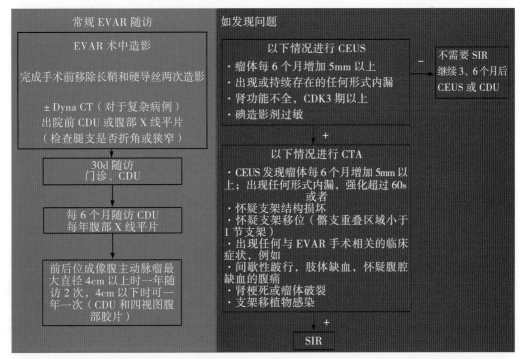

图 4.7　作者中心目前采用的随访方案。CDU：彩色多普勒超声；CKD：慢性肾病分期；CTA：CT 血管造影；EVAR：动脉瘤腔内隔绝术；RX：腹部平片；SIR：二次干预

漏并分型。此外，CEUS 可以使用这三个标准（6 个月内瘤体生长 >5mm、存在内漏、对比度增强持续时间 >60s）准确指导二次干预。然而，CTA 对于计划二次干预始终是必要的。数据表明，CEUS 的使用可以简化 EVAR 监测，采用 CDU 作为主要的随访方式，并在选定的患者中根据需要进行 CEUS 和 CTA 检查。通常需要多种检测模式的组合，以保证安全、经济和有效的随访。

致　谢

在此，我要向 Angelica Pecchioli 女士表示最深切的感谢，她自 1999 年以来一直帮助我们协调整个 EVAR 术后的随访，并以同样的热情和耐心帮助我们的血管科接受 CEUS 项目。

（周　斌　译）

参考文献

[1] Moll FL, Powell JT, Fraedrich G, et al. Management of abdominal aortic aneurysms: clinical practice guidelines of the European Society for Vascular Surgery. Eur J Vasc Endovasc Surg, 2011,41（suppl 1）:S1–S58.

[2] Chaikof EL, Brewster DC, Dalman RL, et al. The care of patients with an abdominal aortic aneurysm: the Society for Vascular Surgery practice guidelines. J Vasc Surg, 2009,50:S2–49.

[3] Nordon IM, Karthikesalingam A, Hinchliffe RJ, et al. Secondary interventions following endovascular aneurysm repair（EVAR）and the enduring value of graft surveillance. Eur J Vasc Endovasc Surg, 2010,39:547–554.

[4] Dias NV, Riva L, Ivancev K, et al. Is there a benefit of frequent CT follow-up after EVAR? Eur J Vasc Endovasc Surg, 2009,37:425–430.

[5] Black SA, Carrell TW, Bell RE, et al. Long-term surveillance with computed tomography after endovascular aneurysm repair may not be justified. Br J Surg, 2009,96:1280–1283.

[6] Chisci E, Setacci F, Iacoponi F, et al. Surveillance imaging modality does not affect detection rate of asymptomatic secondary interventions following EVAR. Eur J Vasc Endovasc Surg, 2012,43:276–281.

[7] Partovi S, Kaspar M, Aschwanden M, et al. Contrast-enhanced ultrasound after endovascular aortic repair: current status and future perspectives. Cardiovasc Diagn Ther, 2015,5:454–463.

[8] Bredahl KK, Taudorf M, Lönn L, et al. Contrast-enhanced ultrasound can replace computed tomography angiography for surveillance after endovascular aortic aneurysm repair. Eur J Vasc Endovasc Surg, 2016,52:729–734.

[9] Abbas A, Hansrani V, Sedgwick N, et al. 3D contrast enhanced ultrasound for detecting endoleak following endovascular aneurysm repair（EVAR）. Eur J Vasc Endovasc Surg, 2014,47:487–492.

[10] G ilabert R, Buñesch L, Real MI, et al. Evaluation of abdominal aortic aneurysm after endovascular repair: prospective validation of contrast-enhanced US with a second-generation US contrast agent. Radiology, 2012,264:269–277.

[11] Motta R, Rubaltelli L, Vezzaro R, et al. Role of multidetector CT angiography and contrast-enhanced ultrasound in redefining follow-

up protocols after endovascular abdominal aortic aneurysm repair. Radiol Med, 2012,117:1079–1092.

[12] Gürtler VM, Sommer WH, Meimarakis G, et al. A comparison between contrast-enhanced ultrasound imaging and multislice computed tomography in detecting and classifying endoleaks in the follow-up after endovascular aneurysm repair. J Vasc Surg, 2013,58:340–345.

[13] Iezzi R, Basilico R, Giancristofaro D, et al. Contrast enhanced ultrasound versus color duplex ultrasound imaging in the follow-up of patients after endovascular abdominal aortic aneurysm repair. J Vasc Surg, 2009,49:552–560.

[14] Chung J, Kordzadeh A, Prionidis I, et al. Contrast-enhanced ultrasound（CEUS）versus computed tomography angiography（CTA）in detection of endoleaks in post-EVAR patients. Are delayed type II endoleaks being missed? A systematic review and meta-analysis. J Ultrasound, 2015, 18:91–99.

[15] Karthikesalingam W, Al-Jundi, Jackson D, et al. Systematic review and meta-analysis of duplex ultrasonography, contrast-enhanced ultrasonography or computed tomography for surveillance after endovascular aneurysm repair. Br J Surg, 2012,99:1514–1523.

[16] Mirza TA, Karthikesalingam A, Jackson D, et al. Duplex ultrasound and contrast-enhanced ultrasound versus computed tomography for the detection of endoleak after EVAR:
systematic review and bivariate meta-analysis. Eur J Vasc Endovasc Surg, 2010,39:418–422.

[17] Cantisani V, Ricci P, Grazhdani H, et al. Prospective comparative analysis of colourDoppler ultrasound, contrast-enhanced ultrasound, computed tomography and magnetic resonance in detecting endoleak after endovascular abdominal aortic aneurysm repair. Eur J Vasc Endovasc Surg, 2011,41:186–192.

[18] Gargiulo M, Gallitto E, Serra C, et al. Could four-dimensional contrast-enhanced ultrasound replace computed tomography angiography during follow up of fenestrated endografts? Results of a preliminary experience. Eur J Vasc Endovasc Surg, 2014, 48:536–542.

[19] Piscaglia F, Nolsøe C, Dietrich CF, et al. The EFSUMB guidelines and recommendations on the clinical practice of contrast enhanced ultrasound（CEUS）: update 2011 on non-hepatic applications. Ultraschall Med, 2012,33: 33–59.

[20] Chisci E, Pigozzi C, Pecchioli A, et al. The role of contrastenhanced ultrasound in endoleaks surveillance is to define the need of a secondary intervention. J Vasc Surg, 2015,61:199S–200S.

[21] Chisci E, Pecchioli A, Barbanti E, et al. Three criteria derived from contrast-enhanced ultrasound define when a secondary intervention is needed during endoleaks surveillance. J Vasc Surg, 2016,63:82S.

第 5 章

复杂动脉瘤修复的杂交手术室设置

EKONSTANTINOS P. DONAS, FRANCISCO MARQUES DE AZEVEDO

复杂主动脉疾病的腔内治疗需要先进的成像技术。复杂动脉瘤腔内修复术（EVAR）的理想场所应该是杂交手术室，即指在设备齐全的手术室基础上配备所有必要的诊断设备的一种特殊手术室。图 5.1 显示德国的第一个杂交手术室。这套血管设备是 2003 年位于德国明斯特的 St. Franziskus 医院为血管外科建造的。在该手术间可以进行高质量的诊断成像、血管内介入和开放手术。该血管造影系统的重要特点：连续和脉冲式荧光透视记录血管路径和蒙片重叠、不同帧速率的单次和连续图像采集、C 形臂的四个不同操作位置及多种辐射照射保护装置。术者可以通过操作手术台的控制面板来调整 C 形臂的位置（图 5.2）。

需要行烟囱技术的患者至少暴露一侧上肢[1]。手术间也相应地需要准备。因为术中要送入长鞘、导管和桥接装置的引导系统，所以手术台要够长。此外，为术中引导造影导管和长鞘到肾旁主动脉或主动脉目标分支的导丝配备独立的操作台也是必要的。

图 5.3 显示的 St. Franziskus 医院的

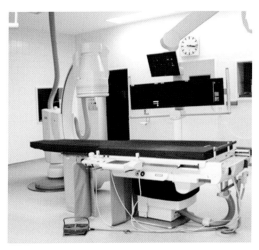

图 5.1 St. Franziskus 医院第一个杂交手术室

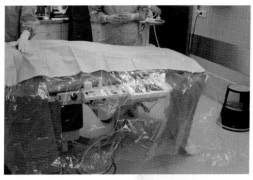

图 5.2 便于术者控制的手术台的操作面板，尤其对于一些挑战性病例更加便利

第二个杂交手术室。长手术台为左上肢烟囱技术所准备的，这是放置单烟囱和双烟囱移植物的标准入路。

图 5.4 从另一个角度显示用于烟囱

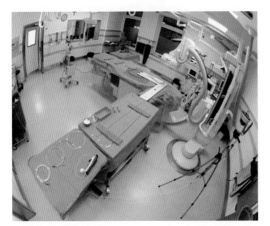

图 5.3　第二个杂交手术室，西门子 Artis Zee，位于德国明斯特的杂交手术室

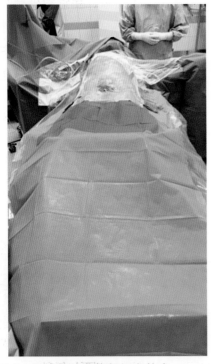

图 5.4　用于主动脉修复烟囱技术

技术的血管杂交手术间的准备。第一个操作台上有血管鞘和注射器，第二个操作台上有穿刺和输送导管、血管鞘所需的导丝。图 5.5 显示术者的位置，位于患者的右侧。

图 5.6 显示 St. Franziskus 医院杂交手术室旁用于血管腔内治疗的耗材库。多个柜子和物品清单可帮助员工快速找到所需要的手术耗材。

图 5.7 展示用于摆放血管造影导管、

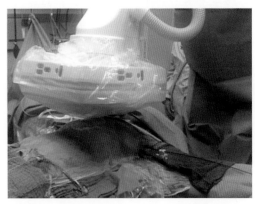

图 5.5　术中术者与工作台和 C 型臂的位置

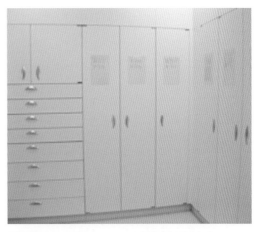

图 5.6　St. Franziskus 医院用于复杂 EVAR 的耗材库

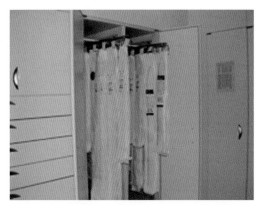

图 5.7 用轨道装置摆放的血管耗材一目了然

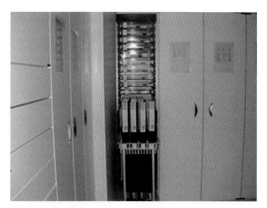

图 5.8 复杂 EVAR 所需的血管耗材柜

球囊和支架的轨道装置，这个装置让耗材的取用更加方便。图 5.8 显示用于介入设备的篮子和存储抽屉。

（李文毅　译）

参考文献

[1] Torsello G, Donas KP. Endovascular treatment of complex thoracoabdominal and abdominal aortic aneurysms. Edizioni Minerva Medical. 2012:1–11.

第 2 部分
PART II

近肾主动脉瘤的腔内血管烟囱技术

第6章

腔内烟囱技术概述

FRANK J. CRIADO, KONSTANTINOS P. DONAS

在近 20 年的发展过程中，平行支架技术已成为 EVAR 术中支架意外覆盖分支的一种重要补救手段。目前，包括主动脉分支在内的复杂主动脉瘤的病变中，计划行血管分支血运重建是该技术被经常使用的主要原因之一。同时，由于获取开窗支架困难或者受开窗支架的尺寸限制以及其手术操作过程的复杂性和其成本问题，使得平行支架腔内技术被广泛地用于复杂主动脉疾病治疗。

该技术被赋予多个名称，包括烟囱、通气管、CHIMPS、潜望镜和三明治技术等。"平行移植物"被认为是最能体现所有分支血管保留特征的术语——在主动脉内，位于与主动脉内移植物的旁边且与之平行。然而，为了在世界范围内推广这项技术，人们更喜欢使用烟囱移植物这个术语。

文献回顾

Roy Greenberg 于 2001 年在复杂的动脉瘤 EVAR 术中首先使用烟囱支架对意外覆盖的右肾动脉进行血运重建（表 6.1）。在"烟囱"之前，时任《血管外科杂志》（*Journal of Vascular Surgery*）的编辑罗伯特·卢瑟福（Robert Rutherford）在审阅格林伯格等人的手稿时，首先使用"通气管"这一词[1-2]。

在 2003 年 4 月，Criado[3] 在左颈总动脉放置裸金属支架（通过逆行经皮穿刺左侧颈部）来恢复在胸主动脉腔内修复（TEVAR）治疗主动脉弓动脉瘤过程中支架意外覆盖的左颈总动脉的顺行血流，这是一个补救性的烟囱支架。Larzon 等 [4] 在 2004 年进行了几乎相同的手术来延长 TEVAR 手术的近端锚定区，但此方案是在术前设计的并作为手术的一部分。

在 2007 年，Criado[5] 记录并说明了使用更长的烟囱管道进行主动脉弓和腹主动脉修复的概念，这成为包括 Lachat-Mayer 提出的"潜望镜"[6] 在内的相关技术后续发展的基础之一。该技术由 Zurich 小组于 2008 年首次实施，用于胸腹主动脉瘤破裂腔内修复时内脏血管的重建（经股动脉入路）。随后是 Lobato

表 6.1　平行支架技术里程碑性的研究

年份	研究者	里程碑
2001	Greenberg, et al.	首例烟囱支架（肾动脉）
2003	Criado, et al.	首例弓上分支的烟囱支架（左颈动脉）
2004	Larzon, et al.	首例有计划的弓上分支的烟囱支架（左颈动脉）
2007	Criado, et al.	长烟囱支架技术推荐使用 / 说明
2008	Malina, et al.	"烟囱" 概念的普及
2008	Lachat, et al.	潜望镜技术（内脏 / 肾动脉）
2009	Lobato, et al.	"三明治" 技术（内脏动脉）
2010	Donas, et al.	第一个近肾动脉腹主动脉瘤治疗的临床系列报告（>10 例）
2012	Mestres, et al.	chEVAR 最佳装置组合的体外试验
2013	Donas, et al.	证实 Mestres 等的发现的临床结果
2015	Donas, Lee, et al.	全球收集经验结果（PERICLES 注册研究）
2016	Donas, Torsello, et al.	首次尝试烟囱技术标准化的 PROTAGORAS 研究
2017	Donas, Criado, et al.	chEVAR 术后 Ia 型内漏和持续并行支架之间间隙的新分类（基于致病机制）

的三明治技术手术，该技术首先在 2008 年被用于腹主动脉瘤（AAA）腔内修复中重建髂内动脉[7]，并在 2009 年用于胸腹主动脉瘤腔内治疗中的内脏动脉和肾动脉的重建[8]。

2010 年，Münster 小组发表了第一个通过在肾动脉中放置单个烟囱移植物治疗近肾动脉主动脉瘤的重要临床研究（超过 10 例患者）[9]。Kasirajan[10] 提出了一种创造性的新方法（用于治疗胸腹主动脉瘤）：在降主动脉中使用两个倒置的腹主动脉分叉支架移植物，随后沿髂动脉分支顺行置入多根导管进入内脏动脉。Silveira 等[11] 提出避免使用两个腹主动脉移植物的改良方法。

在 2012 年，Mestres 等[12] 首次报道了多个烟囱移植物组合（chEVAR）在体外的比较。作者发现，将 Endurant（Medtronic, Santa Rosa, California, USA）和 Advanta/i-Cast V12（Atrium Medical/Maquet, Hudson, New Hampshire, USA）球扩型覆膜支架组合，或者 Excluder 与 Viabahn（Gore, Tempe, Arizona, USA）自膨式覆膜支架组合，只要把腹主动脉主体支架移植物尺寸放大 30%，就可以最大限度地减少平行支架之间形成的间隙。这些发现在 Münster 团队和 Zurich 的临床报告中得到了证实[13]。

在 2013 年，该中心报告了 40 例患者通过计算机断层扫描血管造影（CTA）

评估动脉瘤囊的变化情况（2 年随访期间）[14]。同年，Lachat[15] 等报道了第一例经股动脉放置在肾动脉的平行移植物的病例，这也被称为"提升技术"。

现　状

目前为止，平行移植物技术缺乏坚实的证据基础，因为现有的临床数据和出版物显然不足以支持其使用量增加的有效性。然而，近年来几个重要的研究提供了一幅更加引人注目的前景。最大的推动力来自由 Frank Veith、Konstantinos Donas 和 Jason T.Lee 牵头推动的 2015 年 PERICLES 注册研究[16]。该研究以欧洲九个和美国四个一流的烟囱移植中心的经验为基础。正如预期的那样，chEVAR（用于治疗复杂解剖AAA）成为最常见的平行移植物手术。该技术有相对较低的内漏相关再干预率和总体上令人满意的烟囱移植物的通畅性，可以说，结果超出预期。

在 2016 年，Münster 小组发表了在 128 例复杂主动脉疾病患者中评估 Endurant 腹主动脉支架和使用球扩式覆膜烟囱支架性能的 PROTAGORAS 研究结果[17]。结果很有意义，因为它们强调了技术和设备选择标准化的重要性。

在 2017 年早期，PERICLES Registry 的合作者说明并提出了一种（基于致病机制）Ia 型内漏和 chEVAR 术后平行支架之间持续存在的间隙的新分类[18]。他

希望这将作为进一步优化初始结果和建立并发症处理流程的基本原则。事实上，正如大家所熟知的，这些支架之间间隙和相关的内漏是 chEVAR 手术的致命缺陷。

2016 年，chEVAR Endurant 球囊扩张式烟囱覆膜支架获得欧盟认证（CE），该支架获批可以在特定解剖条件下用于腔内治疗。

（李文毅　译）

参考文献

[1] Greenberg RK, Clair D, Srivastava S, et al. Should patients with challenging anatomy be offered endovascular aneurysm repair? J Vasc Surg, 2003,38:990–996.

[2] Greenberg RK. Personal communication (to Criado FJ), 2010.

[3] Criado FJ. A percutaneous technique for preservation of arch branch patency during thoracic endovascular aortic repair (TEVAR): retrograde catheterization and stenting. J Endovasc Ther, 2007,14:54–58.

[4] Larzon T, Gruber G, Friberg O, et al. Experiences of intentional carotid stenting in endovascular repair of aortic arch aneurysms—two case reports. Eur J Vasc Endovasc Surg, 2005,30:147–151.

[5] Criado FJ. Chimney grafts and bare stents: aortic branch preservation revisited. J Endovasc Ther, 2007,14: 823–824.

[6] Lachat M, Frauenfelder T, Mayer D, et al. Complete endovascular renal and visceral artery revascularization and exclusion of a ruptured type IV thoracoabdominal aortic aneurysm. J Endovasc Ther, 2010,17:216–220.

[7] Lobato AC. Sandwich technique for aortoiliac aneurysms extending to the internal iliac artery or isolated common/internal iliac artery aneurysms: a new endovascular approach to preserve pelvic circulation. J Endovasc Ther, 2011,18:106–111.

[8] Lobato AC, Camacho-Lobato L. Endovascular treatment of complex aortic aneurysms using the sandwich technique. J Endovasc Ther, 2012,19:691–706.

[9] Donas KP, Torsello G, Austermann M, et al. Use of abdominal chimney grafts is feasible and safe: short-term results. J Endovasc Ther, 2010,17(5):589–593.

[10] Kasirajan K. Branched grafts for thoracoabdominal aneurysms: off-label use of FDA-approved devices. J Endovasc Ther, 2011,18:471–476.

[11] Silveira PG, Galego GN, Bortoluzzi CT, et al. RE: "Branched grafts for thoracoabdominal aneurysms: off-label use of FDA-approved devices". J Endovasc Ther, 2012,19:130.

[12] Mestres G, Uribe JP, Garcia-Madrid C, et al. The best conditions for parallel stenting during EVAR: an in vitro study. Eur J Vasc Endovasc Surg, 2012,44(5):468–473.

[13] Donas KP, Pecoraro F, Torsello G, et al. Use of covered chimney stents for pararenal aortic pathologies is safe and feasible with excellent patency and low incidence of endoleaks. J Vasc Surg, 2012,55(3):659–665.

[14] Donas KP, Pecoraro F, Bisdas T, et al. CT angiography at 24 months demonstrates durability of EVAR with the use of chimney grafts for pararenal aortic pathologies. J Endovasc Ther, 2013,20(1):1–6.

[15] Lachat M, Bisdas T, Rancic Z, et al. Chimney endografting for pararenal aortic pathologies using transfemoral access and the lift technique. J Endovas Surg, 2013,20(4):492–497.

[16] Donas KP, Lee JT, Lachat M, et al. Collected world experience about the performance of the snorkel/chimney endovascular technique in the treatment of complex aortic pathologies: the PERICLES Registry. Ann Surg, 2015, 262(3):546–553.

[17] Donas KP, Torsello GB, Piccoli G, et al. The PROTAGORAS Study to evaluate the performance of the Endurant stent graft for patients with pararenal pathologic processes treated by the chimney/snorkel endovascular technique. J Vasc Surg, 2016,63(1):1–7.

[18] Donas KP, Criado FJ, Torsello G, et al. PERICLES Registry Collaborators. Classification of chimney EVAR-Related endoleaks: insights from the PERICLES registry. J Endovasc Ther, 2017,24(1):72–74.

第 7 章

烟囱技术中主动脉移植物的尺寸

STEFANO FAZZINI, KONSTANTINOS P. DONAS, KENNETH OURIEL

在过去十年中，随着烟囱技术的引入，复杂主动脉疾病的血管腔内治疗发生了革命性的变化，烟囱技术是在动脉瘤颈不足的情况下创建足够的近端 / 远端锚定区的替代方法。决定烟囱技术成功与否的主要问题在于主体移植物相对于平行移植物的放大程度。移植物尺寸的正确放大对于实现烟囱、主动脉移植物和主动脉壁三者之间的反向径向力的平衡至关重要。适当地加大尺寸使主动脉移植物在烟囱支架周围最佳贴合，并避免因移植物周围间隙引起的 I 型内漏和平行移植物的受压。

由支架间间隙引起的 I 型内漏通常被称为烟囱手术的"阿喀琉斯之踵"，即致命弱点。需要再干预的持续性 I 型内漏发生率为 1.6%（ PROTAGORAS ）[1] ~ 2.9%（ PERICLES ）[2]。支架间隙内漏率相对较高的主要原因是在器材的最佳搭配、组合和手术技术方面缺乏共识。但很明显，适当的器材规划和选择对于最大限度地降低支架间隙引起的内漏风险至关重要。

术前成像

胸腹部计算机断层扫描血管造影（CTA）对术前计划至关重要。CTA 扫描的厚度应为 1mm，以实现高的成像分辨率。应使用专用血管软件对成像进行分析，以进行三维重新格式化和中心线重建，从而精确测量血管长度和直径。

通过多平面重建（MPR）仔细研究血管的结构，特别是在近肾主动脉水平，以评估肾血管和内脏血管。此外，成像应包括入路血管的充分视图，如髂动脉和股动脉，因为这些视图对计划烟囱手术至关重要。同样，成像必须包括对血管弓的评估。锁骨下动脉作为上肢入路的主要血管，颈动脉高度狭窄作为围术期神经系统并发症的危险因素也应该被排除。

降主动脉中血栓的存在也可能是脑梗死或内脏栓塞的来源。在这种情况下，强烈建议额外使用肝素并监测活化凝血时间。

新密封段（锚定区）长度

烟囱技术中的总瘤颈长度为密封段瘤颈和新瘤颈的总和。新瘤颈被定义为主动脉内移植物近端织物边缘与最低靶血管的开口之间的节段部分，这个最低靶血管将被放置烟囱移植物。密封段瘤颈也就是肾下主动脉瘤颈的固有部分，总是短于 10mm，通常完全缺失。在 PERICLES 注册和 PROTAGORAS 研究中需要瘤颈总长度至少为 20mm。术前应评估以下各项参数：

1. 主动脉瘤颈和受累主动脉分支的鉴定和特征。

2. 新封堵区长度估算。

3. 肾下主动脉瘤颈的直径和长度（如果有）。

4. 到分叉处的主动脉总长度。

5. 靶血管的解剖特征：

· 成角

· 扭曲度

· 主动脉横截面的起始方位（钟面）

· 分支血管的直径

· 长度要考虑灌注肾脏或肠道某个重要部分的相关分支，以及在主要分支中释放烟囱支架后，这些相关分支是否会被过度地释放支架

6. 副肾动脉是否存在并评估其供应的肾脏组织范围，用于术前决策。要优先考虑是否会过度释放支架或者维持其灌注。

7. 降主动脉和髂动脉扭曲中心线计算

（必须在扭曲解剖结构中准确评估长度）。

8. 股总动脉和髂外动脉的口径和钙化情况。

手术流程规划

主动脉瘤颈尺寸

目前的材料和技术已经提高了标准 EVAR 在大范围主动脉瘤患者的适用性。关于肾下主动脉瘤颈，当前的使用说明不仅包括对标准参数的评估（如长度和直径），还包括对形状（锥形、气泡状或直形）和角度（肾上和肾下）的评估。

大多数最新一代的主动脉移植物使用说明规定所需的瘤颈的长度为 15~20mm，但当瘤颈的长度为 10mm 且没有严重成角度（<60°）时，也是可以接受的。使用烟囱技术治疗瘤颈长度不足的患者，是基于能创建一个与所需锚定长度相似的新主动脉瘤颈，这个瘤颈至少给腹主动脉移植物提供一个 15 mm 的锚定区。

主动脉瘤颈直径

在选择主动脉移植物的大小时，必须评估肾旁主动脉预定释放主动脉移植物节段的主动脉直径。体外分析表明，放大 20%~30% 的尺寸可以最大限度地降低与间隙相关的持续内漏的风险。这意味着单个烟囱支架技术的最大的瘤颈部位直径不要超过 30mm。在这种情况

下，36mm 的主动脉移植物至少放大了 30%。从三个部分测量瘤颈很重要：近端直径、中段直径和远端直径，按照外膜到外膜（外壁到外壁）方法测量，但 Gore 主动脉移植物建议采用内壁到内壁的方式测量。

主动脉瘤颈成角和血栓

肾下瘤颈成角严重（>60°）和锥形是早期 Ia 型内漏的预测因素。如果主动脉移植物释放在更直的主动脉段，避免在高度成角的解剖部位释放，就可以减少这种内漏。外科医生应该坚持这一原则，即使需要在上一段主动脉分支植入额外的烟囱移植物时。

放置肾下主动脉移植物时，钙化和附壁血栓也是导致主动脉移植物位置欠佳、贴壁不良和较高的 Ia 型内漏风险的因素。

烟囱移植物的尺寸

建议在主动脉侧支内至少要有 10mm 长的密封（锚定）区。通常根据靶血管的直径选择烟囱移植物的直径。例如，直径在 5.1~6mm 的内脏血管将选择 6mm 的烟囱移植物。在已经放置的烟囱移植物中放置镍钛裸金属支架可延长远端密封（锚定）区，同时保持相关侧支的灌注。额外放置的镍钛支架的直径与之前放置的烟囱移植物的直径相同。

主动脉分支狭窄或成角

内脏血管的严重钙化、狭窄时，在技术上要求更高。使用 4mm 球囊导管进行预扩张是一个不错的方法；或使用"提升技术"[3] 允许自膨式烟囱移植物经股动脉放置。提升技术允许从股动脉入路创建标准的烟囱结构，在烟囱移植物释放后移动烟囱移植物的近端成头位。图 7.1 显示了一个短球囊定位于 Viabahn 烟囱移植物的远端以固定左肾动脉中已经释放的 Viabahn 自膨式覆膜支架。然后将鞘向头部推进以重新定位烟囱移植物近端，使其近端处于正常的烟囱构造，血流由近端顺行灌注分支血管。

腹主动脉移植物的尺寸放大

四种方案可以用来确定烟囱技术中主动脉移植物的尺寸放大程度：标准的尺寸放大、数学公式方案、体外测试和定制的尺寸放大。

标准的尺寸放大

PERICLES 机构和 PROTAGORAS 研究建议将尺寸放大至 20%~30%。基于标准 EVAR 的临床经验，建议在没有烟囱移植的情况下增大 10% 的尺寸。为了有足够的织物材料包裹烟囱移植物，需要额外加大尺寸。

数学公式

Lachat 在 LINC 会议期间建议使用

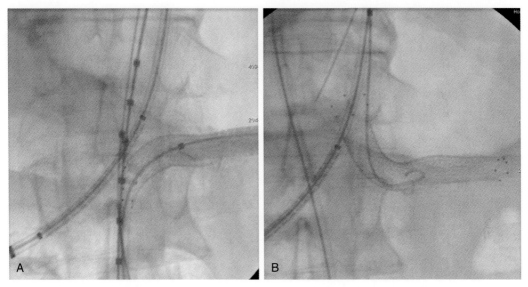

图 7.1　将 Viabahn 烟囱移植物的近端部分与外鞘一起向上推送，实现最终的典型烟囱结构

椭圆模型来估计合适的主动脉覆膜支架直径。该公式基于椭圆形态，其中大直径（A）等于平均主动脉直径加上烟囱支架直径之和，小直径（B）等于平均主动脉直径。从数学上讲，如果 B 是烟囱移植物直径的总和，主动脉覆膜支架直径等于（A＋B）/2。

Kölbel 等[4] 利用主动脉的环形节段和 6~8mm 的单个烟囱移植物提出了一个数学公式，得出的结论是超过 30% 尺寸是单个内脏烟囱移植物的最佳放大尺寸。

体外测试

Mestres 等认为当计划放置单个烟囱移植物时，推荐主动脉移植物直径放大30%。必须使烟囱和主动脉内移植物之间的间隙面积尽可能小，以最大限度地减少持续性Ⅰa 型内漏的风险。主动脉移植物的选择也起着重要作用。

研究者将单独放置的两种烟囱移植物 Advanta V12（Atrium Medical/Maquet，Hudson，New Hampshire，USA）或 Viabahn（Gore）与 Endurant（Medtronic，Santa Rosa，California，USA）和两种腹主动脉移植物 Excluder（Gore，Tempe，亚利桑那州，USA）进行了测试。将三种不同程度放大尺寸的腹主动脉移植物进行测试：正常（15%）、过大（30%）和超大（40%）。在使用 Advanta V12结合放大 30% 尺寸的 Endurant 腹主动脉移植物和 Viabahn 的患者中观察到：烟囱移植物没有受到压迫，移植物间的间隙更小。与自膨式支架相比，球扩式覆膜支架在 Endurant 腹主动脉移植物中的径向力方面表现更好，其径向力更高。

定制的尺寸放大技术

"Over SIRIX"是一种为患者量身定制的新方法，用于选择合适的腹主动脉移植物，以最大限度地减少间隙形成，降低烟囱技术中Ⅰa型内漏的发生率（图7.2）。理想的周长是直接在CTA基础上围绕烟囱移植物绘制的（基于Osirix成像软件），其中烟囱移植物被规划在多层重建（MPR）的轴向平面内，位于新瘤颈的近端水平部位。

为了获得理想的主体支架移植物（Main Graft，MG）尺寸（I-Size），可以通过将特定MG尺寸（C-Size）添加到病变放大尺寸（D-Over），再使用公式。在术后CTA基础上重新评估MPR成像，以研究间隙面积和Ⅰa型内漏的存在。Over-SIRIX方法提出的公式为：

$$C\text{-}Size + D\text{-}Over = I\text{-}size$$

在已经确定的直径（靶血管直径+1mm）基础上，围绕主动脉壁和支架区域，在CTA基础上测量C-Size（$D = C/\pi$；MG尺寸 = MG周长$/\pi$）。对于较小的支架（5~8 mm；如内脏血管），支架形状绘制为圆形；对于较大的支架（≥9 mm；如主动脉上血管），支架形状绘制为椭圆形，特别是在支架为自膨式支架时。主动脉病变加上D-Over（病变放大尺寸）（如动脉瘤为10%），总和为I-尺寸或理想MG尺寸。

表7.1和7.2提供了带有一个或两个烟囱移植物的主动脉移植物尺寸放大的示例。图7.3至7.9展示了不同类型、不同大小的放大尺寸的支架移植物在烟囱血管腔内技术中的运用。

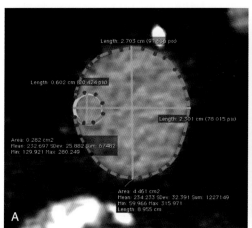
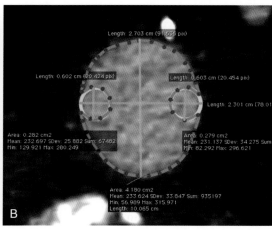

图 7.2 根据 Over-SIRIX 的计算方法。平均主动脉直径为25mm（23mm×27mm），烟囱支架直径为6mm。借助于主体移植物的长度计算定制的主体移植物尺寸（$D=C/\pi$）。A.89/π =28.3。B.100/π =31

表 7.1 带一个烟囱移植物的主动脉移植物尺寸放大示例

尺寸放大	尺寸				材料			
	密封区		理想的主体移植物		主体移植物		烟囱移植物	
	主动脉瘤颈直径	主动脉分支	尺寸放大	直径	Endurant	Excluder	Advanta	Viabahn
标准（20%~30%）	25	5	25+25%	31.25	32	31	6×38/59	6×50
公式（Lachat）	25	5	25+3+10%	30.8	32	31		6×50
定制（Over SIRIX）	25	5	28.3+10%		32	31	6×38/59	6×50

表 7.2 带两个烟囱移植物的主动脉移植物尺寸放大示例

尺寸放大	尺寸				材料			
	密封区		理想的主体移植物		主体移植物		烟囱移植物	
	主动脉瘤颈直径	主动脉分支	过大尺寸	直径	Endurant	Excluder	Advanta	Viabahn
标准（20%~30%）	25	5+5	25+25%	33.75	36	35	6×38/59（两个）	6×50（两个）
公式（Lachat）	25	5+5	25+6+10%	34.1	36	35		6×50（两个）
定制（Over SIRIX）	25	5+5	31.8+10%	34.98	36	35	6×38/59（两个）	6×50（两个）

腹主动脉移植物和烟囱移植物的合适组合

Mestres[5] 等通过体外分析认为；最好的组合是 Endurant 和 Advanta V12 或 Excluder 和 Viabahn。Endurant 与 Viabahn 组合不被推荐的原因在于（烟囱）覆膜支架有受压的风险。Endurant 和 Excluder 均具有镍钛合金骨架内移植物，但由于肾上主动脉裸支架的存在与否，导致这两种移植物在近端具有不同的固定机制和不同的径向力（表 7.3）。

PROTAGORAS 研究首先研究了 Endurant 支架移植物在肾旁主动脉病变中的性能，在这些病变中需要在受累的靶血管中放置球囊扩张式覆膜支架（烟

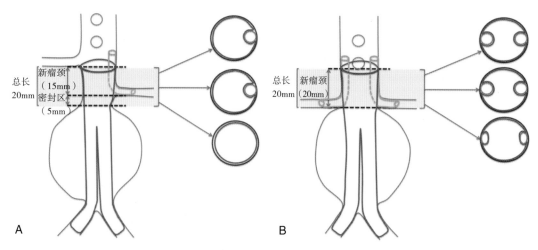

图 7.3 A. 单烟囱移植物（左肾动脉）。B. 双烟囱移植物（双侧肾动脉）

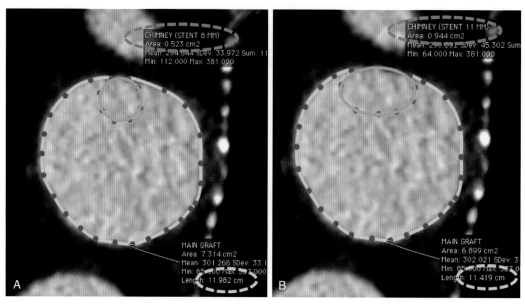

图 7.4 定制主体移植物（MG）尺寸。A. 支架短，主体大。B. 短主体，大支架，取决于支架形状（椭圆形，支架 ≥ 9 mm）

囱支架）。结果表明 Ia 型内漏的发生率较低（1.6%），烟囱移植物的一期通畅率为 95.7%。

因此，2016 年底，Endurant 支架移植物（Medtronic）获得了用于主动脉短瘤颈患者的烟囱移植物的欧盟 CE 认证标志。

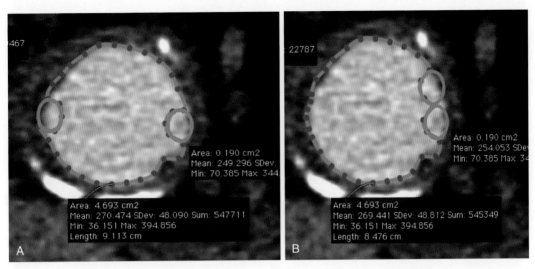

图 7.5　两个烟囱移植物在 5mm 处（支架面积 $=r^2 \times \pi = 2.52 \times \pi = 19.6 \ mm^2$）。A. 主动脉的对侧；定制 MG 尺寸更大（D=C/π=91/π=29 mm）。B. 主动脉同侧；定制 MG 尺寸较低（D=C/π=85/π=27 mm）。

表 7.3　腹主动脉移植物和烟囱移植物匹配合适度

特点	腹主动脉主体移植物		烟囱移植物	
	密封区	理想的主体移植物	主体移植物	烟囱移植物
内骨骼	镍钛合金	镍钛合金	不锈钢	镍钛合金
覆膜材料	聚酯纤维	ePTFE	ePTFE	ePTFE
固定	肾上（M 形支架）	肾下（倒钩）		
释放	精确定位调整	可重新定位	可重新定位	可重新定位
可视性	+++	+++	+++	+
可追踪性	+++	++	+++	+++
材料 / 工艺	亲水涂层	C3 输送系统	聚四氟乙烯薄膜覆盖技术	肝素生物活性表面
尺寸（直径 / 长度，mm）	23–36	25/35	22/32/38/59	50–100–150
尺寸	18–20F（OD）	16–18F（ID）	7F	8F

ePTFE：膨化聚四氟乙烯；OD：外径；ID：内径

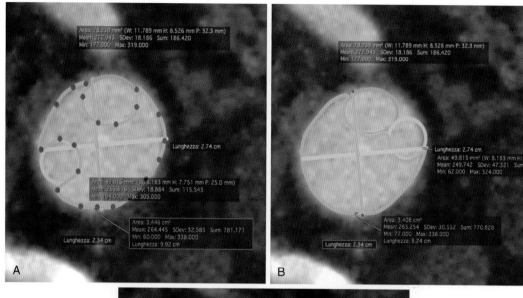

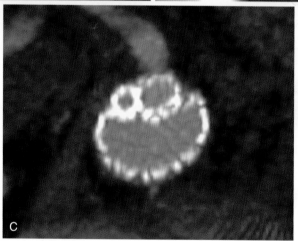

图 7.6 两个烟囱移植物在 10mm 处（支架面积 =52× π =78 mm²）和 8mm 处（支架面积 =42× π =50 mm²）处。A. 主动脉的对侧；定制主体移植物尺寸更大（D=C/ π =99/ π =31 mm）。B. 主动脉同侧；定制主体移植物尺寸较低（D=C/ π =82/ π =26 mm）

局限性和解决方案

EVAR 术中使用烟囱移植物最重要的禁忌证包话：

· 主动脉直径大于 29mm（市售最大血管腔内移植物直径为 36mm）。

· 主动脉分支直径小于 4mm（最小覆膜支架直径为 5mm）。

此外，以下情况与并发症的高风险有关：

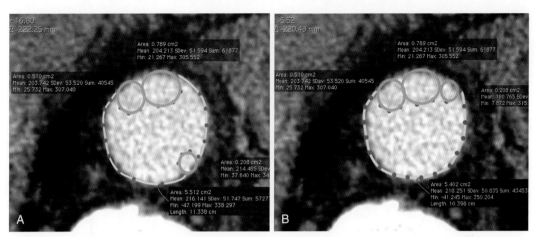

图 7.7　三个烟囱移植物在 5mm（支架面积 = $\pi r^2 = 2.5^2 \times \pi = 19.6mm^2$）、8mm（支架面积 = $\pi r^2 = 4^2 \times \pi = 50mm^2$）和 10mm（支架面积 = $\pi r^2 = 5^2 \times \pi = 78mm^2$）处。A. 主动脉的对侧；定制主体移植物尺寸更大（$D = C/\pi = 113/\pi = 36$ mm）。B. 主动脉同侧；定制主体移植物尺寸较低（$D = C/\pi = 103/\pi = 33$ mm）

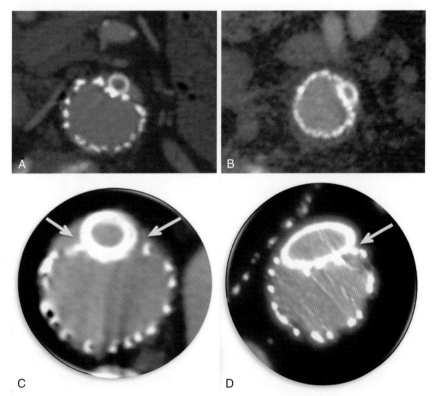

图 7.8　A. 缩小尺寸后的主体移植物（宽空隙）。B. 主体移植物尺寸合适（无空隙）。C. 大间隙小支架（圆形）。D. 小间隙大支架（椭圆形）

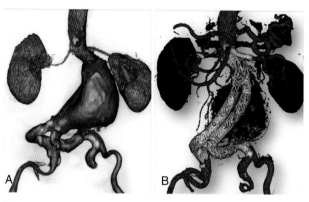

图 7.9 Gore+Viabahn 的示例

1. 胸降主动脉和左锁骨下动脉广泛的附壁血栓，与神经系统并发症的高风险相关。

2. 向上方向的肾动脉。

3. 肾动脉严重狭窄。

4. 肾旁主动脉段狭窄，直径为 23mm 或更小。

5. 肾动脉口与肠系膜上动脉处于同一水平。

讨论和结论

烟囱技术的主要目标是针对因病理过程导致肾下瘤颈相对标准 EVAR 技术要求比较短的患者，延长其密封（锚定）区域。扩大密封（锚定）区可以隔绝腹主动脉瘤并保护主动脉侧支的血供，否则这些患者选择开窗修补或开放手术。

从概念上讲，烟囱技术将腹主动脉移植物包裹在烟囱移植物周围，以形成平行和谐的结构。理想情况下，腹主动脉移植物会与主动脉壁平滑贴壁，而不会压迫烟囱移植物形成间隙。然而，该技术的致命弱点仍然是与间隙相关的内漏。重要的是，半数以上的内漏在随访中自发消失，而其中大多数是"低流量"内漏。

自然的瘤颈即使很短，也是实现密封锚定的基础，它是潜在的危险的间隙的盲端。在没有自然瘤颈的情况下，间隙中血流的密封效果与间隙长度成正比，与间隙面积成反比。因此，烟囱移植物技术理想主动脉瘤颈应具有良好的腔内形态（未钙化）并且相对较长，可能累及仅一个或两个主动脉分支血管。移植物的数量也可能影响该技术的成功；烟囱移植物的数量越多，间隙内漏、移植物受压和其他并发症的风险就越高。内漏和烟囱移植物是相关的，并且已经提出了一种分类来评估不同的结果，例如尺寸过大或不足以及密封区不足。

总之，烟囱技术的成功取决于对所有烟囱移植参数的仔细评估，以及精确的规划定制和正确的器材选择。

（王铭伟 夏印 译）

参考文献

[1] Donas KP, Torsello GB, Piccoli G, et al. The PROTAGORAS Study to evaluate the performance of the Endurant stent graft for patients with pararenal pathologic processes treated by the chimney/snorkel endovascular technique. J Vasc Surg, 2016,63(1):1–7.

[2] Donas KP, Lee JT, Lachat M, et al. Collected world experience about the performance of the snorkel/chimney endovascular technique in the treatment of complex aortic pathologies: the PERICLES Registry. Ann Surg, 2015, 262(3):546–553.

[3] Lachat M, Bisdas T, Rancic Z, et al. Chimney endografting for pararenal aortic pathologies using transfemoral access and the lift technique. J Endovasc Ther, 2013,20(4):492–497.

[4] Kölbel T, Carpenter SW, Taraz A, et al. How to calculate the main aortic graft-diameter for a chimney-graft. J Cardiovasc Surg (Torino), 2016,57(1):66–71.

[5] Mestres G, Uribe JP, García-Madrid C, et al. The best conditions for parallel stenting during EVAR: an in vitro study. Eur J Vasc Endovasc Surg, 2012,44(5):468–473.

第 8 章

烟囱技术的手术步骤

KONSTANTINOS P. DONAS

EVAR 术中的烟囱技术是在患者全身麻醉状态下，在手术室中通过 X 线引导（如 Axiom Artis FA 和 Artis Zee；Siemens Medical Solutions, Forchheim, Germany; St. Franziskus Hospital, Münster）进行的操作。手术经双侧股动脉穿刺入路，预置 Prostar XL 10F 的血管闭合装置（Abbott Vascular, Abbott Park，Illinois, USA）。

单烟囱移植物可通过左肱动脉途径，两个烟囱移植物可通过手术切口暴露上臂的腋动脉入路（图 8.1）。当计划植入 2 个以上的烟囱移植物，右侧腋动脉也需要暴露。

下一步是穿刺腋动脉。正如图 8.2 所示，腋动脉两个穿刺点之间距离 1~2cm，用于植入两个烟囱移植物。此项操作的优点是避免了双侧插管和直接主动脉弓插管，可使脑血管意外的风险降到最低。

接着送入 7F 鞘。通过这一尺寸的鞘，可在肾动脉中插入直径 5~7mm 的球囊扩张覆膜支架。笔者所在的 Münster 机构常规使用库克公司的 7F 长鞘（Cook, Bloomington, Indiana, USA）（图 8.3）。

在送入烟囱支架前要先将 5F 导管导入肾动脉。Rosen 导丝（Infiniti Medical, Malibu, California, USA）的无创头端可以避免对肾实质产生医源性损伤，确认在靶动脉血管的定位后，Rosen 导丝经 5F 导管导入，随后跟进 7F 长鞘。先释放大动脉支架，再释放烟囱支架。

笔者通常使用美敦力公司的 Endurant 腹主动脉覆膜支架（Medtronic, Santa Rosa, California, USA）。烟囱支架通常使用球囊扩张覆膜支架（BECS, Advanta/iCASTV12; Atrium Medical/Maquet, Hudson, New Hampshire, USA）。

在靶血管成角大的情况下，烟囱支架结合金属裸支架（SMART, Cordis, Fremont, California, USA, or Complete, Medtronic）的置入，可以用来提高烟囱支架的柔顺性和通过性。支架放置完成后，均应使用球囊后扩张塑形以确保支架良好地贴附在新形成的近端瘤颈部位，尽可能地减少"间隙"。

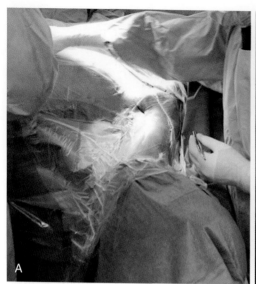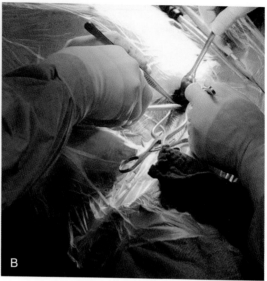

图 8.1　暴露腋动脉切口的定位

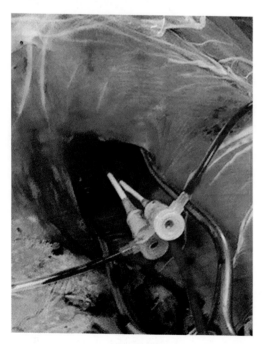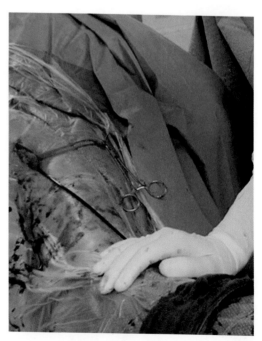

图 8.2　腋动脉双穿刺技术置入双 5F 短鞘。这是德国 Münster 机构中需要安置双烟囱支架病例的首选方法

图 8.3　7F 长鞘的推进

图 8.4 展示了一例扭曲的短瘤颈且左肾动脉成角的腹主动脉瘤的治疗，使用烟囱技术将烟囱移植物植入左肾动脉并完成了腔内修复。

图 8.5 展示了用自膨式金属裸支架做烟囱支架内衬的概念。在较硬的球扩覆膜支架的远端，裸金属支架形成了一个漏斗形态。这样可以阻止覆膜支架末端边缘处的内膜增生导致烟囱末端狭窄，并且使烟囱移植物和腹主动脉支架平行，这种形态通畅率更高。

烟囱技术的局限性在于在 6mm 直径的烟囱支架内放置额外的支架，会导致管腔内径减小引起闭塞。目前对于该问题没有可靠的文献研究。

文献回顾

PERICLES Registry 是目前保留主动脉

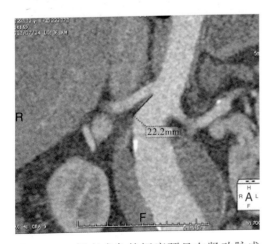

图 8.4　一例有成角的短瘤颈且左肾动脉成角的腹主动脉瘤使用烟囱技术将烟囱支架植入左肾动脉并完成了腔内修复

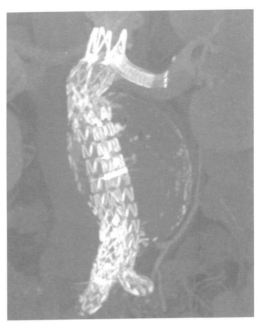

图 8.5　自膨式金属裸支架作为烟囱支架内衬

瘤腔内修复中应用烟囱技术（chEVAR）最多的系列研究，包含了 517 例肾旁主动脉有病变的患者。术后动脉瘤囊腔显著消退，94.1% 的烟囱支架的一期通畅率，持续的或后期新发的 Ia 型内漏的再干预率较低，该方法有可重复性的疗效和广泛的适用性。

经平行于腹主动脉支架主体并在其外侧置入覆膜支架到主动脉分支技术首次报道以来，临床上支架间隙相关内漏的问题就一直受到重视[1-18]。PERICLES Registry 已证实，在近端有超过 20mm 足够的锚定距离时，需要二次干预的情况是很少见的。多数术中发生的 Ia 型内漏会随着腹主动脉支架与烟囱支架内的球囊同时扩张或增加新的袖套支架后消失。当术后 CT 显示有持续的 Ia 型内漏时，

应进行严格的随访以评估动脉瘤囊腔的
直径。

PERICLES Registry 证明了烟囱技术
在多数腹主动脉支架中普遍适用，最终
使动脉瘤囊腔显著缩小。但是，目前
需要更多的数据和多变量分析来确定腹
主动脉支架和烟囱支架的组合，以最大
限度地减少支架间隙风险并达到持久的
效果[17-18]。

PROTAGORAS 研究显示：按照标准
方法，Endurant 腹主支架结合作为烟囱
的球囊扩张覆膜支架的植入，动脉瘤囊
腔会显著消退且 Ia 型内漏的发生率低，
而 Ia 型内漏是需要二次干预的。此外，
烟囱支架的中期通畅率是可观的，与开
窗支架腔内修复（f-EVAR）桥接支架的
通畅率相近。

（李海涛　李毅清　译）

参考文献

[1] Greenberg RK, Clair D, Srivastava S, et al. Should patients with challenging anatomy be offered endovascular aneurysm repair? J Vasc Surg, 2003,38（5）:990–996.

[2] Criado FJ. Chimney grafts and bare stents: aortic branch preservation revisited. J Endovasc Ther, 2007,14:823–824.

[3] Coscas R, Kobeiter H, Desgranges P, et al. Technical aspects, current indications, and results of chimney graft for juxtarenal aortic aneurysms. J Vasc Surg, 2011,53:1520–1526.

[4] Allaqaband S, Jan MF, Bajwa T. "The chimney graft" : a simple technique for endovascular repair of complex juxtarenal abdominal aortic aneurysms in no-option patients. Catheter Cardiovasc Interv, 2010,75:1111–1115.

[5] Donas KP, Pecoraro F, Torsello G, et al. CT angiography at 24 months demonstrates durability of EVAR with the use of chimney grafts for pararenal aortic pathologies. J Endovasc Ther, 2013,20:1–6.

[6] Lachat M, Veith FJ, Pecoraro F, et al. Chimney and periscope grafts observed over 2 years after their use to revascularize 169 renovisceral branches in 77 patients with complex aortic aneurysms. J Endovasc Ther, 2013,20:597–605.

[7] Lee JT, Greenberg JI, Dalman RL. Early experience with the snorkel technique for juxtarenal aneurysms. J Vasc Surg, 2012, 55:935–946.

[8] Donas KP, Pecoraro F, Torsello G, et al. Use of covered chimney stents for pararenal aortic pathologies is safe and feasible with excellent patency and low incidence of endoleaks. J Vasc Surg, 2012,55:659–665.

[9] Donas KP, Torsello G, Bisdas Tet al., et al. Early outcomes for fenestrated and chimney endografts in the treatment of pararenal aortic pathologies are not significantly different: a systematic review with pooled data analysis. J Endovasc Ther . 2012;19（6）:723–728.

[10] Pecoraro F, Pfammatter T, Mayer D, et al. Multiple periscope and chimney grafts to treat ruptured thoracoabdominal and pararenal aortic aneurysms. J Endovasc Ther, 2011,18:642–649.

[11] Chaikof EL, Blankensteijn JD, Harris PL, et al. Reporting standards for endovascular aortic aneurysm repair. J Vasc Surg, 2002, 35:1048–1060.

[12] Schiro A, Antoniou GA, Ormesher D, et al. The chimney technique in endovascular aortic repair: late ruptures after successful single renal chimney stent grafts. Ann Vasc Surg, 2013:1-9.

[13] Katsargyris A, Oikonomou K, Klonaris C. Comparison of outcomes with open, fenestrated, and chimney graft repair of juxtarenal aneurysms: are we ready for a paradigm shift? J Endovasc Ther, 2013,20 （2）:159-169.

[14] Knowles M, Nation DA, Timaran DE, et al. Upper extremity access for fenestrated endovascular aortic aneurysm repair is not associated with increased morbidity. J Vasc Surg, 2015,61 （1）:80-87.

[15] Lachat M, Bisdas T, Rancic Z, et al. Chimney endografting for pararenal aortic pathologies using transfemoral access and the lift technique. J Endovasc Ther, 2013,20 （4）:492-497.

[16] Treitl KM, König C, Reiser M, et al. Complications of transbrachial arterial access for peripheral endovascular interventions. J Endovasc Ther, 2015,22:63-70.

[17] Scali S, Feezor RJ, Chang CK, et al. Critical analysis of results after chimney endovascular aortic aneurysm repair raises cause for concern. J Vasc Surg, 2014,2:1-10.

[18] Mestres G, Uribe JP, Garcia-Madrid C, et al. The best conditions for parallel stenting during EVAR: an in vitro study. Eur J Vasc Endovasc Surg, 2012,44:468-473.

第 3 部分
PART Ⅲ

支架开窗技术

第 9 章

开窗移植物的尺寸

KONSTANTINOS P. DONAS, MARTIN AUSTERMANN

根据 Osirix 软件重建的影像，术前绘出动脉瘤的入路以及瘤颈等解剖特征是施行 EVAR 的标准方法。术者根据动脉瘤的解剖特征设计手术方案草图。

开窗支架的设计需要借助层厚 1mm 的多层螺旋 CT 扫描以及能按中心线重建的先进软件[1]。首先，建立并校正中心线，像"赛车线"一样能让术者看到释放后的支架如何在主动脉里排列（图 9.1）。通过拉伸重建的影像，可以精确地测量内脏动脉和肾动脉之间的距离，并可以准确地确定靶血管的钟点方位。

下一步是选择一个开窗支架或分支支架。位于内脏动脉和肾动脉平面内径为 30mm 的近肾动脉瘤，首选开窗分支支架[2]。开窗支架在窗口水平与主动脉壁贴合，以减少内漏的风险。

对于拟开窗部位的主动脉存在扭曲这样有挑战性的解剖，开窗是超适应证的，而且其设计要求很高。影像检查可以提示该解剖结构是否适合开窗腔内修复（图 9.2）。

一种方法是对开窗区移植物束径，

为窗口和内脏血管开口之间创造更多的空间，这让靶血管的超选置管变得简单。

覆膜支架作为桥接物是首选，特别是在水平方向上移植物没有主动脉壁可以附着时。目标是将桥接支架前三分之二放置在靶血管，主体移植物开窗处释放另外一部分。使用加大球囊扩张桥接物。此外，使用较大口径球囊扩张桥接

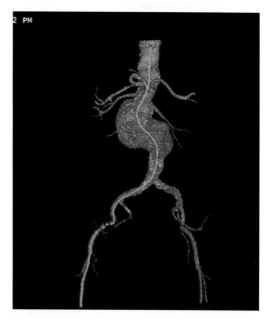

图 9.1 "赛车线"显示支架在主动脉内释放后的排列

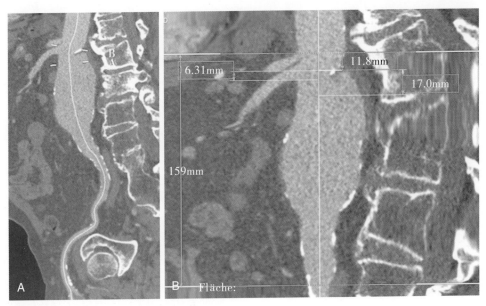

图 9.2 图像显示适合行腔内开窗的解剖

支架，此方法能稳定桥接支架在开窗支架和靶血管中的位置。

近肾动脉瘤的标准治疗是植入带有三开窗和一扇形槽的支架。大多数患者的肠系膜上动脉开窗直径为 8mm，肾动脉开窗直径通常为 6mm×6mm 或 6mm×8mm。所有的开窗都应通过放置覆膜支架来固定。预置导管放在其中一根血管中（通常是肠系膜上动脉），能促进选入开窗部位，这是德国明斯特中心的标准方法。

多数情况下，腔内移植物的开窗部位是管状结构，在其锚定区水平，支架尺寸应该放大 15%~25%。支架远端的直径应选择 22mm 大小，这样可以使用现成的分支支架置入远端。

（林孝文 穆妮热·约麦尔 夏印 译）

参考文献

[1] Macía I, de Blas M, Legarreta JH, et al. Standard and fenes trated endograft sizing in EVAR planning: description and validation of a semi-automated 3D software. Comput Med Imaging Graph, 2016, 50:9‒23.

[2] Austermann M, Torsello G. Planning fenestrated and branched endografts// Torsello G, Donas KP, eds. Endovascular Treatment of Complex Aortic and Thoracoabdominal Aneurysms. Edizioni Minerva Medical, 2012:19‒31.

第 10 章

肾旁主动脉瘤开窗支架技术

KONSTANTINOS P. DONAS, THEODOSIOS BISDAS, MARTIN AUSTERMANN

Zenith（库克医疗公司，澳大利亚布里斯班）开窗支架（FSG）是基于个体患者的动脉瘤和肾血管的形态研发的。通过相应的临床前和临床测试，Zenith 支架是一款符合欧盟 CE 认证的产品。尽管开窗支架在商业领域有广泛的应用，应用时仍需要高超的技术能力、放射影像技术和大量发表的经验[1-2]。

手术中要求很高的部分是通过开窗实施靶血管置管，随后将 6~8F 长鞘跟进靶血管。此外，对于钙化和入路血管扭曲的患者，使用输送主体的 22F 鞘和通过对侧髂动脉的大口径鞘可能存在风险。在小管径或病变的髂、股动脉患者中，以下肢缺血为主的鞘管相关并发症更为常见。

为了克服这些技术困难，笔者所在团队开发了一种新的改良的开窗支架。该新系统包括使用小直径的输送系统（20F 而不是 22F），经过预置导丝，轻松完成双肾动脉置管[1]。

病例介绍

一例 74 岁男性患者，近肾动脉主动脉瘤，直径 65mm（图 10.1）。该患者有严重的合并症，包括：心脏病既往行冠状动脉搭桥术、严重的慢性阻塞性肺病（COPD）、尼古丁滥用和高血压病史。

图 10.2 展示预置的单根长的镍钛合金导丝，该导丝路径从控制手柄到支架移植物中心。导丝通过推进部位直接进入移植物的远端腔内。然后它从一侧肾动脉窗处穿出，绕过（覆膜）织物到另一侧，随后通过对侧肾动脉窗穿入，返回输送系统中。另外，公司提供一种特殊的 4.1F 带辫形指引头导管（Curly-Q, Cook Medical），该导管可以通过保持预置在位的导丝，顺利进行双肾动脉导管置入，从而稳定导管鞘。

在杂交手术室中，通过放射影像系统的引导进行手术。全身麻醉后，经皮入路预置 10F Prostar XL 血管闭合器（Abbott Vascular, Redwood City, California, USA）。如果遇到细小或硬化的髂动脉，

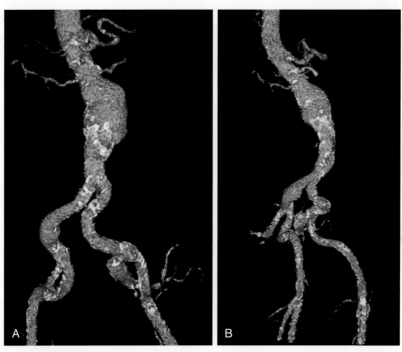

图 10.1　74 岁近肾动脉主动脉瘤患者伴有左肾动脉狭窄

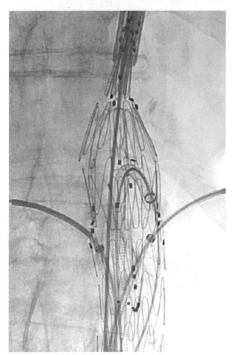

图 10.2　预置导丝的开窗支架：镍钛合金导丝通过肾动脉窗

从髂总动脉到股浅动脉做直径 10mm 旁路搭桥，可以促进支架移植物的输送和释放。

　　将 20F 短鞘导入股动脉，引入主体。在输送主体支架前，将一个 14F 鞘送入对侧髂外动脉，并通过其鞘阀导入 3 个 5F 鞘（图 10.3）。每个 5F 鞘导入一个单独的牧羊钩导管（Mayo Healthcare,

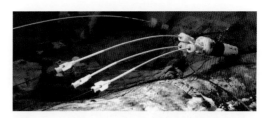

图 10.3　预埋 prostar XL 10F 血管闭合装置，三个主动脉分支的 5F 鞘穿刺进入 14F 鞘到达双肾动脉、肠系膜上动脉

Rosebery, Australia）进入靶血管，即肠系膜上动脉（SMA）和双肾动脉。图10.4 示左肾动脉预置导管。根据笔者的经验，这种操作有助于主体支架的定向和正确定位，不用为靶血管置管反复血管造影。

当 Rosen 导丝分别通过不同的开窗导入靶血管后，从靶血管中退出预置的导管。借助金属标记物（前侧、后侧和钩形标记物），通过造影调整近端腹主动脉移植物组件的正确方位。然后在透视下让腹主动脉移植物通过 Lunderquist 导丝（Cook Medical）进入主动脉，直至开窗位置刚好在预置的靶血管的开口上方。回撤外鞘，直到支架移植物呈菱形状。旋转调整后，外鞘完全收回。

随后，引导 6F 长鞘（Cook Medical）沿着预置的导丝进入肾动脉开窗结构。鞘的大小决定了可使用的桥接支架的长度。例如，使用 Advanta V12（Atrium

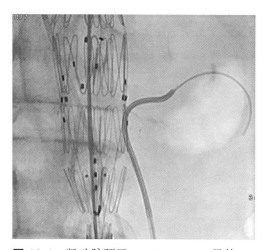

图 10.4 肾动脉预置 Shepherd Hook 导管

Medical/Maquet, Hudson, New Hampshire, USA），只有直径 6mm、长 22mm 的支架与 6F 鞘兼容。通常不止一种桥接支架需要释放，这一问题可能会对通畅性产生不利影响。其他中心单位使用球扩钴铬覆膜支架，这种支架长度更长、更细，而且带一层聚四氟乙烯（PTFE）。然而，使用单层聚四氟乙烯（PTFE）覆膜支架作为桥接装置，可能存在 PTFE 膜与支架分离而增加的 III 型内漏的发生率。

当扩张器通过所开的窗时，鞘停止向前。长鞘在开窗下缘水平缓慢地推进并移除扩张器。然后用 Cook 动脉针刺入长鞘的阀门，沿着预置的导丝旁导入一根直径 0.035 英寸（1 英寸 ≈ 2.54cm）、180cm 长的亲水导丝。4.1F、100cm 长的 curly-q 导管用于肾动脉置管。因为预置导丝的尺寸为 0.018 英寸，因此可以使用任何 5F 导管（至少 100cm 长）置管。肾动脉置管成功后，用更硬的 Rosen 导丝替换软导丝，移除预置的导丝以及牧羊钩导管。

下一步是将 6F 鞘送入靶血管，并从对侧腹股沟选一根预置肾动脉牧羊钩导管进行肠系膜上动脉超选。一旦导管通过开窗进入肠系膜上动脉，一根 Rosen 导丝置留在肠系膜上动脉内，并移除预置的肠系膜上动脉导管。

然后将 7F 或 8F 鞘通过 Rosen 导丝进入肠系膜上动脉。当肠系膜上动脉和两个肾通路鞘就位时，去除束径线和释放主体支架顶端帽锁。将顶盖移动到支架附件近端上方的位置后，释放裸露的弹簧。所选的桥接和内衬支架通过开窗植入靶血管。位于主动脉内的肾动脉支架使用大球囊（10~12mm）进行扩张。

在血管造影确认所有靶血管通畅后，移除第三个释放环，释放远端附着物并取回顶帽。根据使用说明，该步骤应在两肾动脉桥接支架植入前进行。笔者的经验表明：这种早期顶帽的回收减少了肾桥接支架近端部分的扩张空间，并可能使其在植入过程中的显影出现问题。

最后，取出近端组成鞘，并以标准的方式植入远端部分 [分叉移植物、髂分支装置（IBD）]（图 10.5）。所有支架移植物组件应至少重叠两个支架节段，以避免晚期Ⅲ型内漏。

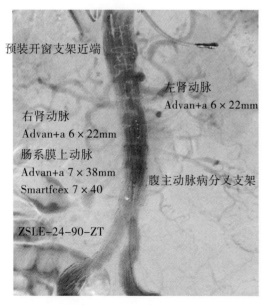

图 10.5　预装载的开窗支架近端

讨　论

标准的开窗技术取得良好的短期和中期临床疗效 [2-3]。但是，一些技术问题应该考虑。在 4h 的手术过程中，22~24F 的主鞘可能会导致明显的下肢缺血，由此导致的缺血 - 再灌注综合征可能是致命的。

笔者的经验是：新的预置导丝的开窗设计显著减少"从鞘到靶血管的时间"以及总的手术时间。此外，手术团队和患者的辐射暴露也显著减少。有趣的是，碘造影剂的使用总量也较少。

虽然笔者所在机构的研究结果表明：预置导丝的开窗支架有一些优点，但改良的设计有一个限制，即导入器系统内的空间可容纳最大的肾动脉鞘为 6F。这一限制导致不能使用 Advanta V12，因为它的直径为 6mm，并且长度需要超过 22mm；而 Advanta V12 是笔者所在机构首选的肾动脉桥接移植物。这个问题已经解决：可采用一个较大的球囊来塑形 Advanta V12 以适应患者的解剖。笔者没有发现过任何支架脱位或断裂，但这一方法存在风险。到目前为止，对于靶血管管径大的患者，如对于肾动脉大于 6mm 的患者，没有使用过预置导丝的开窗支架。相比之下，7F 的动脉鞘可以被用于传统的双肾动脉的开窗支架导入，这对开窗支架而言存在优势。

（林孝文　夏印　译）

参考文献

[1] Manning BJ, Harris PL, Hartley DE, et al. Preloaded fenes trated stent-grafts for the treatment of juxtarenal aortic aneurysms. J Endovasc Ther, 2010, 17:456–457.

[2] Resch TA, Dias NV, Sobocinski J, et al. Development of off-the-shelf stent grafts for juxtarenal abdominal aortic aneurysms. Eur J Vasc Endovasc Surg, 2012, 43:655–660.

[3] Sobocinski J, d'Utra G, O'Brien N, et al. Off-the-shelf fenestrated endografts: a realistic option for more than 70% of patients with juxtarenal aneurysms. J Endovasc Ther, 2012, 19:165–172.

胸腹主动脉瘤

第 11 章

胸主动脉定制支架

KONSTANTINOS P. DONAS, THEODOSIOS BISDAS, MARTIN AUSTERMANN

位于锁骨下动脉和腹腔干之间没有主要分支的降主动脉的胸主动脉瘤，因为有足够长的锚定区，通常可以通过标准支架进行修复。然而，当动脉瘤累及主动脉弓或延伸至内脏动脉或肾下主动脉时，就需要更高级的修复方式。

如果腔内大支架能为动脉瘤累及的每个内脏血管提供一个对应分支，那就能完全通过腔内技术治疗动脉瘤。这些分支桥接大支架与分支血管的管腔，既保证血流灌注，又隔绝了动脉瘤。

在分支支架构型方面，Cook 医疗公司（Bloomington, Indiana, USA）是第一个提供定制支架（CMDs）的公司。COOK 的这种定制支架是在 Zenith 腔内支架基础上改建。这种支架近端隔绝区域是由一个或两个覆膜支架构成，带有或不带有一个近端裸支架。近端的倒钩被安装在第一个覆膜支架或裸支架上面。在这类患者中，考虑到脊髓缺血的风险，主动脉被隔绝的长度很关键。

位于密封区远端的限制性支架，将主体支架过渡到直径 16、18 或 22mm 的袖套支架内。根据主动脉的管径大小设计移植物的直径，这样才能兼顾支架主体以及位于支架分支和内脏血管之间的桥接覆膜支架。

适应证

胸腹主动脉瘤择期修复术。

步　骤

案例介绍

一位 72 岁的 Crawford Ⅱ 型胸腹主动脉瘤患者，瘤体直径为 7.1cm。这是一名重度吸烟患者，有严重的合并症（慢性阻塞性肺部疾患、陈旧性心肌梗死等），既往曾因恶性肿瘤做过腹部手术。患者拒绝行开放的修复手术。基于严重的合并症，笔者计划进行分阶段的手术，尽量减少患者截瘫的风险。

第一阶段

胸主动脉支架植入

第 1 章介绍了经皮 EVAR。股总动脉内预先留置 Prostar 缝合器系统（Abbott Vascular, Redwood City, California, USA），手术从肾动脉水平的主动脉造影开始（图 11.1）。

经双侧股动脉入路送入超硬导丝以及标记猪尾巴导管进入主动脉弓（图 11.2）。然后将胸主动脉支架植入降主动脉（图 11.3），距离腹腔干动脉开口以上至少 30mm 的位置。

第二阶段

治疗的第二阶段是 6~8 周之后进行分支支架的植入。

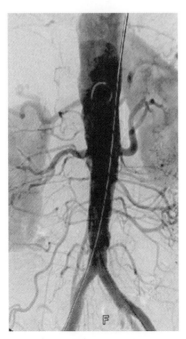

图 11.1　术中主动脉及肾动脉造影

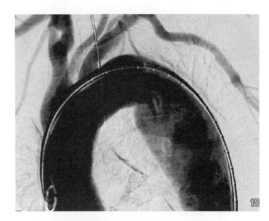

图 11.2　术中主动脉弓造影

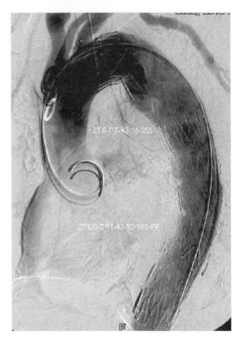

图 11.3　植入近远端直径分别为 42mm、38mm 的 Zenith alpha 锥形支架，其后再接近远端直径分别为 42mm 和 32mm 的 Zenith 锥形支架

第 1 步　麻醉与手术入路

患者均采用全身麻醉，手术中使用 10F 的 Prostar XL 血管闭合器系统

（Abbott），完全经皮穿刺途径完成。

第2步　纤细或者狭窄的髂动脉

对于髂动脉纤细或者狭窄的患者，使用10mm直径的涤纶移植物（如B. Braun, USA）在腔内支架植入术前的3~4周进行髂总动脉和股总动脉的搭桥是不错的选择。分阶段的治疗方式可降低因腔内修复术中需要充分肝素化而引起的严重出血的风险。在这些患者中，支架是通过腹股沟一个很小的切口植入的。

第3步　置入22F血管鞘评估入路血管的通过性

预先使用一个22F的检查造影鞘（Cook Medical），通过髂动脉向上输送，以此来评估带分支的支架通过髂外动脉和髂总动脉的难易程度（图11.4）。

第4步　释放束径线并进行移植物装置的植入

确认好支架分支的位置和方向后，开始缓慢撤回输送外鞘。随着支架的展开，明确分支的位置以及其与靶血管开口的关系，必要时可以对支架再定位。

支架远端的末端展开后，再次造影，释放螺旋固定导丝，并后退触发导丝。松开缩小直径的束径线。确认支架位置后，移除黑色触发导丝，释放支架的近端附着部件。在这个阶段，支架远端仍然由触发导丝保护。最后，后退并移除白色触发导丝，释放支架远端（图11.5）。

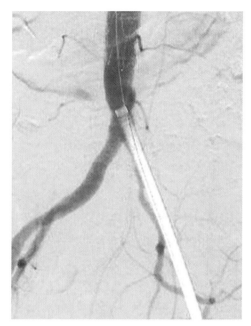

图11.4　髂总动脉置入22F血管鞘，这一步骤对于确保22F的定制支架安全输送是不可或缺的

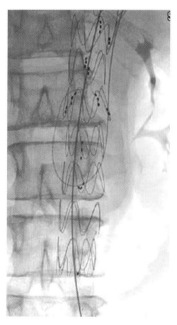

图11.5　植入的定制支架，所有标记点在腹侧显示且在靶血管开口以上至少20mm

肾动脉快速置管技术

内脏动脉预置导管

为保证内脏血管开口的正确定位，在胸主动脉支架植入前，至少应该在肠系膜上动脉（SMA）预置导管，最理想的是能够在双侧肾动脉预置导管。这个步骤可以使用带弯头的导管完成如牧羊钩管（Shepherd Hook, Cobra）。送入较软的泰尔茂导引导丝进入目标血管后，使用 Tru-Boost 系统固定导丝。

Syngo 融合成像技术（Siemens, Munich, Germany）

第5步　附加组件的放置

根据病变的解剖学特点，必要时也会送入并放置远端的组件（分叉型或者管状的移植物）以便完成手术。

第6步　缝合腹股沟区的穿刺口

使用 Prostar 系统缝合股总动脉穿刺口后，评估下肢是否有足够的血流灌注，然后逐层缝合腹股沟切口。这一步很重要，可以降低截瘫风险并缩短下肢缺血时间。

第7步　靶血管插管

在主动脉支架释放到位且外周血供恢复后，可以通过使用 90cm 长 8F 的长鞘（COOK Medical），必要时套上柔顺性更好的 110cm 长的 8F 鞘管的扩张器，经过分支，一个接一个地进行靶血管置管。根据笔者的经验，柔顺性好的扩张器，即使在一些解剖条件具有挑战性的目标血管（如成角或肾动脉开口向上的情况）

中也能更好地促进鞘管的送入。

第8步　靶血管与支架分支的连接

支架分支依靠植入不锈钢球扩式覆膜支架与靶血管牢固相连。作为桥接的支架通常为自膨式金属裸支架，能使覆膜支架稳定地过渡到靶血管。当碰到肾动脉严重成角的时候，额外植入柔顺性更好的自膨式覆膜支架，可提高桥接支架的衔接性能。优先对肠系膜上动脉置管并植入桥接支架，因为它是最重要的一个分支，稍有不慎就可能危及生命。图 11.6 所示：在肠系膜上动脉中放置 7F 长鞘，然后植入球扩式覆膜支架。

肠系膜上动脉血运重建之后，接着处理双肾动脉。通常胸腹主动脉瘤的双侧肾动脉都严重成角。因此，在成角的肾动脉段，近端使用硬的桥接支架，远端使用柔顺的桥接支架。笔者在近端植入球扩式覆膜支架（Advanta/iCast V12, Maquet），远端植入柔顺的 Viabahn 支架（Gore）（图 11.7），以此来实现这种杂交的构型。

值得术者警惕的是，因为 Viabahn 移植物柔顺性比较好，在释放过程中很可能会不经意间向头端移位。因此，笔者建议分阶段释放移植物，在释放过程中，鞘管放置在支架将要释放的节段后几厘米的位置，并且始终保持在分支开口附近（图 11.8）。

这一过程是在腹腔干留置导管及放置桥接支架后进行的。图 11.9 和图 11.10

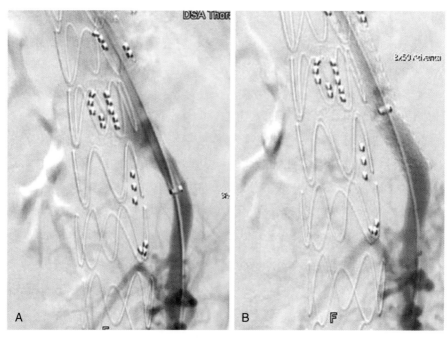

图 11.6 肠系膜上动脉留置导管，植入桥接支架

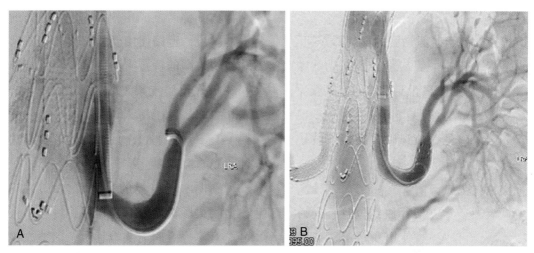

图 11.7 成角的肾动脉留置 7F 长鞘后，进行超选择性造影以及近端 Advanta/i-Cast 覆膜支架、远端 Viabahn 覆膜支架联合植入

所示为腹腔干治疗处理的后续过程。

第 9 步　最终造影

　　治疗完成后通过血管造影评估被处理血管（图 11.11）的情况，并观察入路血管（图 11.12）以排除出血或者周围动脉栓塞情况。

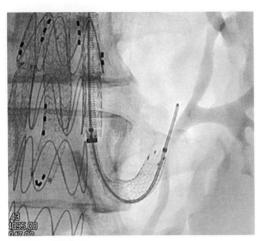

图 11.8 推荐 Viabahn 支架分阶段释放，把长鞘定位于 Viabahn 即将释放的节段后面几厘米处

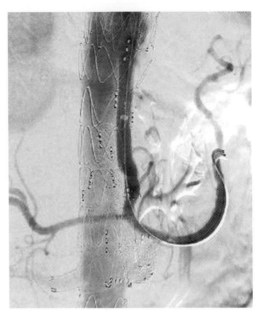

图 11.10 近端偏硬的球扩式覆膜支架及远端柔顺的自彭式覆膜支架联合放置

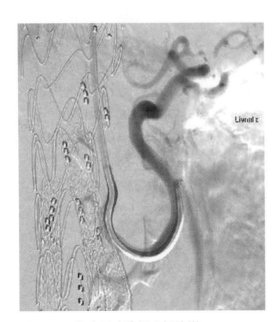

图 11.9 腹腔干动脉超选择造影

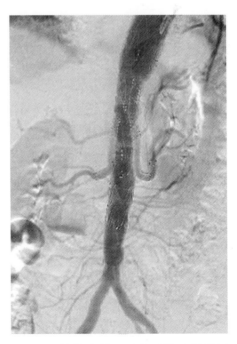

图 11.11 最终造影显示肾动脉显影明显，动脉瘤隔绝良好

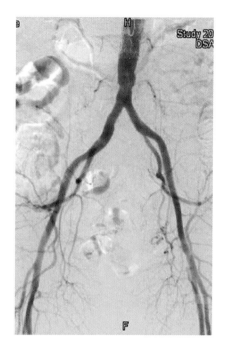

图 11.12 最终造影评估髂动脉及股总动脉的血流灌注

术后管理

以下几点术后管理措施对于减少迟发性截瘫等并发症非常重要。

· 在重症监护病房进行 48h 监护，并行有创的动脉血压监测（目标平均血压值为 80~90mmHg）。

· 对于术后有脊髓缺血表现的患者，可以选择性进行脑脊液引流。

· 术后影像学复查包括 CTA 血管造影 [肾小球滤过率 >60mL/（min·1.73m²）] 以及支架的 X 线成像。影像学随访包括术后第 12 个月 CTA 及支架 X 线检查，此后每年复查一次。对于肾功能损害的患者，可以使用平扫 CT 和多普勒超声成像分别评估动脉瘤的大小和靶血管的通畅性。

定制的腔内支架的局限性

定制的腔内支架使用的最大局限性在于生产时间，通常至少 4 周，以及与之相关的动脉瘤破裂风险，尤其是大直径的动脉瘤。

文献回顾

2011 年，Troisi 等 [1] 在德国明斯特大学发表了题为《分支支架治疗肾周主动脉瘤及胸腹主动脉瘤的经验》的文章。从 2001 年 1 月到 2010 年 5 月期间，共有 107 例高风险的患者（男性 97 例，年龄 50~86 岁，平均年龄 73 岁）使用定制的 Zenith 腔内支架进行治疗，30d 死亡率为 1.9%。在随访期间（随访时间 1~94 个月，平均 25 个月），28 例患者接受了共计 34 次的再次干预过程（占比 26.2%）。初次和再次干预的平均间隔为 12.9 个月（范围，1~68 个月）。在 34 例中，有 26 例（76.5%）经过了二次腔内手术；其余的 8 例（23.5%），是通过手术处理其并发症。在随访期间，III 型内漏是导致需要再次干预最常见的原因。3 年的预期生存率为 77%，3 年内无须再次进行支架相关的手术比例为 75.5%。

笔者发现使用开窗支架或者分支支架治疗后，早期和后期需要二次干预的并发症发生率不容忽视。正确的术前规划、新型器材和技术的应用，以及严格的随访是提高开窗及分支支架疗效并减少二次再干预率的关键因素。

同样在 2011 年，Austermann 等[2]通过回顾分析导致二次再干预的因素，并作了经验报告。他们对定制支架技术提出了几项改良方案，以提高此技术对于复杂的主动脉瘤治疗的效果。

（黄庆锦　夏　印　译）

参考文献

[1] Troisi N, Donas KP, Austermann M, et al. Secondary procedures after aortic aneurysm repair with fenestrated and branched endografts. J Endovasc Ther, 2011, 18(2):146–153.

[2] Austermann M, Donas KP, Panuccio G, et al. Pararenal and thoracoabdominal aortic aneurysm repair with fenestrated and branched endografts: lessons learned and future directions. J Endovasc Ther, 2011, 18(2):157–160.

第12章

成品化多分支支架

KONSTANTINOS P. DONAS, THEODOSIOS BISDAS, MARTIN AUSTERMANN

为了克服工厂定制支架需时较长的缺点，为紧急情况提供解决方案，一种 t 型分支的胸主动脉支架已被设计出来。这种成品化器械的输送系统由一个 22F 的输送鞘（内径 7.3mm，外径 8.5mm）和一个 Captor 止血阀（Cook Medical, Bloomington, Indiana, USA）组成。支架主体近端直径为 34mm，远端直径为 18mm。库克医疗（Cook Medical）为此系统的支架远端主体提供了四种不同尺寸，而其近心端直径固定为 22mm，长度有 81mm、98mm、115mm 和 132 mm 几种，输送系统 20F（图 12.1）。

这种器械是为了弥补定制多分支支架的缺陷。因此，症状性的和破裂的胸腹主动脉瘤（TAAAs）都可以使用这种器械进行治疗。

解剖要求

1. 近端锚定区：该支架需要至少 25mm 长的正常胸主动脉锚定区，且该段主动脉与动脉瘤长轴之间的角度要小

于 90°。该段胸主动脉直径（血管壁两侧外膜之间测量为准）为 24~30mm。此外，这种支架也能锚定在之前放置的胸主动脉支架内。

2. 内脏区血管的解剖。

a. 主动脉的内脏四分支均未闭塞。

b. 分支发出区域的主动脉直径要大于 25mm。

c. 可顺行入路选入靶血管。

d. 腹腔干和肠系膜上动脉（SMA）直径在 6~10mm。

e. 双肾动脉直径为 4~8mm。

f. 支架近心端主体边缘到目标动脉开口处的距离应小于 50mm。

g. 支架近心端主体边缘与分支动脉开口之间的连线在血管壁的投影与主动脉长轴之间的夹角不应超过 45°。

3. 入路。

a. 可以接受 22F（外径 8.5mm）输送鞘的髂 / 股动脉入路。

b. 肱动脉、腋动脉或者锁骨下动脉入路血管尺寸能匹配 10F 或 12F 的血管鞘（外径 3.3 或 4mm）。

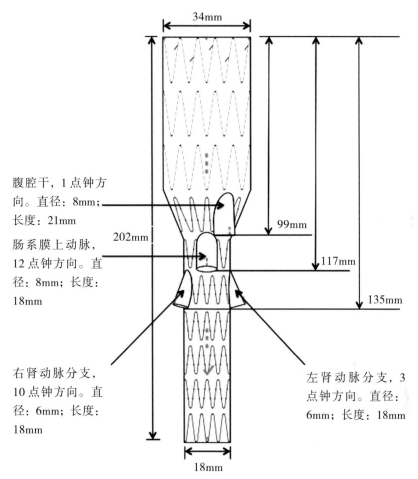

图 12.1 t 形分支装置的特点。SMA：肠系膜上动脉 [引自 Bisdas T, Donas KP, Bosiers MJ, et al. Custom-made versus off-the-shelf multibranchedendografts for endovascular repair of thoracoabdominal aortic aneurysms. J VascSurg, 2014,60(5):1188.]

适应证

- 择期的近肾或胸腹主动脉瘤
- 症状性或破裂的近肾或胸腹主动脉瘤

手术过程

病例介绍

一位 72 岁的老年男性患者，依据 Safi 和 Miller 改良的 Crawford 分类法诊断为五型（type V）胸腹主动脉瘤，瘤体直径为 6.8cm（图 12.2）[1]。该患者既往有心肌梗死、冠脉支架置入史，合并慢性阻塞性肺疾病（GOLD Ⅲ）、高血压和 2 型糖尿病病史。

手术步骤

第一步：麻醉和入路的建立

全麻后，经皮预置 10F Prostar XL 血管闭合器（Abbott Vascular, Redwood City,California, USA）。

活化凝血时间（ACT）测量的重要性。普通肝素以 100 IU/kg 的剂量经由静脉全身肝素化，ACT 目标值至少为 250s。术中应该每 30min 测定一次 ACT。

第二步：细小或狭窄的髂动脉

对于择期手术的患者，如入路髂动脉直径细小或狭窄且无症状，可在动脉

瘤修复术前 3~4 周，在髂股总动脉之间植入 10mm 涤纶人工血管桥作为入路血管（B.Braun，USA）。分次手术可避免因血管腔内修复术中的大剂量肝素化导致的严重外科出血。这些患者的人工血管旁路移植术一般可采用腹股沟小切口完成。

第三步：进一步更换 22F 的大鞘

22F 的 Check-Flo 引导穿刺鞘 (Cook Medical) 一般可通过髂动脉，并且可以评估分支动脉支架能否通过髂外和髂总动脉（图 12.3）。

该步操作成功后，接着从对侧腹股沟区入路预置保留牧羊钩导管（Boston Scientific, Natick, Massachusetts, USA）至

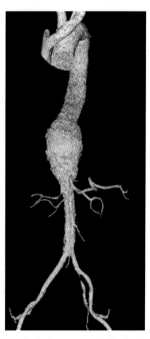

图 12.2 一个直径 6.8cm 的胸腹主动脉瘤，起自远端胸主动脉，累及腹腔和肠系膜上动脉，止于肾动脉近心端

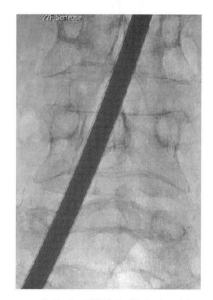

图 12.3 在胸主动脉支架植入步：用 22F 鞘送入髂总动脉"测试"髂总动脉通过性，若成功通过，则可以准备放置 t 形分支支架，图中所示为可在髂总动脉内的 22F 鞘

肠系膜上动脉，或者使用 Syngo 融合成像技术（Siemens, Munich, Germany）精确标记靶血管。

对于累及弓部或降主动脉的 TAAA 患者，近心端的胸主段支架可以二期置入。如果患者没有症状，更倾向于 t 形分支支架植入 6~8 周之后再置入胸主段支架。

第四步：将支架推送至各靶血管开口上方至少 10~20mm 处

标记导管预先置入各内脏分支血管作为标记。后拉主体外鞘并释放各分支，各分支打开的位置应在各个靶血管开口上方至少 10~20mm 处。

第五步：释放束径线，将支架全部打开

释放束径线，打开腹主动脉支架主体，桥接远端支架（直筒或分叉式支架）完成主动脉支架腔内修复。退出穿刺鞘，缝合或闭合股动脉穿刺点。在经腋动脉入路置入各内脏动脉的桥接支架之前，首先释放支架主体以避免下肢和髂内动脉由于输送器堵塞血管而长时间缺血。这样也使得患者的截瘫风险降到最低。图 12.4 显示了 t 形分支释放后腹侧各标记点的位置。

第六步：超选入各分支靶血管

完成主动脉支架主体释放并闭合股动脉入路穿刺点后，用 90cm 8 F 输送长鞘，或者配合使用更加柔顺的 110cm 7F 输送鞘（Cook Medical）依次通过支架主体分支选入靶血管内。笔者的经验是：

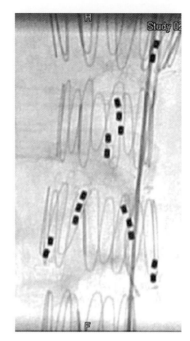

图 12.4　完全释放的 t 形分支支架

在复杂的解剖条件下（比如肾动脉角度过大或头向肾动脉），更换柔顺性更好的扩张器有利于鞘管的输送。

第七步：分支支架分别桥接入靶血管中

分支靶血管使用不锈钢球扩覆膜支架隔绝。桥接的支架常规内衬自膨式裸支架，使得覆膜支架向自体分支动脉过渡时更平顺、稳定。补放的支架在肾动脉成角严重的情况下显得尤为重要，而柔顺的自膨式覆膜支架可以提供这种平稳过渡。

先释放肠系膜上动脉分支的支架，因为肠系膜上动脉是主动脉最重要的分支。图 12.5 所示为一枚球扩覆膜支架在肠系膜上动脉释放，桥接于主体分支上。

远端再内衬一枚镍钛合金裸支架，

图 12.6 所示内衬的 Advanta/i-Cast 支架。

肠系膜上动脉重建完成后，接下来

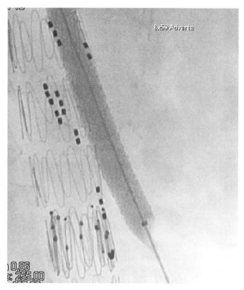

图 12.5 肠系膜上动脉球囊扩张覆膜支架
（ Advanta/i-Cast V12；8×59mm ）

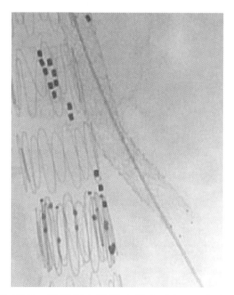

图 12.6 肠系膜上动脉内置入 Advanta/i-Cast
桥接装置，内衬有金属裸支架，释放完成

处理双侧肾动脉。图 12.7 示经由 7F 长
鞘建立通路，超选入右肾动脉并造影。

每侧肾动脉的处理方式与上述肠系
膜上动脉的处理类似，植入球囊扩张覆
膜支架（图 12.8）。

正如之前所述，笔者建议再额外放
置一枚镍钛裸支架用来改善某些成角严

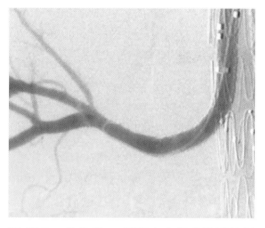

图 12.7 成功将 7F 鞘置入右肾动脉后的超
选择血管造影

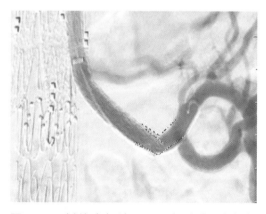

图 12.8 桥接支架放置于左肾动脉；本例肾
动脉严重成角。在向上走行的肾动脉中放置
硬的不锈钢支架，需要以裸金属支架进行内
衬，以实现平稳过渡而不扭曲

重的情况下的支架通过性（图 12.9）。在肾动脉解剖条件困难的情况下，额外内衬的支架能够有效提高桥接装置的通过性和贴合性。

完成上述步骤后，最终的造影用于确认肾动脉没有被栓塞或者有无新发夹层（图 12.10）。

动脉瘤瘤腔内的造影可以通过此时

仍然未封闭的主体支架腹腔干分支造影来获得，由此可以有效评估可能存在的肋间动脉或腰动脉与前脊髓动脉之间沟通所成的交通支。如果造影见到这种交通支存在，腹腔干分支的处理要分期（6~8 周后）进行。

反之，如果没有发现异常沟通的交通支存在，球扩覆膜支架就可以在腹腔干分支中植入，而后，再放置一枚额外的自膨式裸支架用来完成瘤体修复。

第八步：完成步骤之后的确认造影

当所有步骤结束后，最终造影确认支架和靶血管隔绝良好。图 12.11 显示手术最终结果，V 型 TAAA 隔绝成功。

第九步：评估髂内动脉的血流灌注

评判手术成功与否的重要指标之一

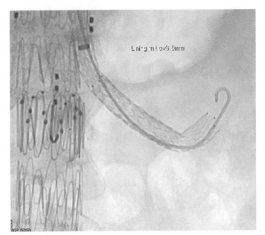

图 12.9 质地较硬的球扩覆膜支架，内衬柔性镍钛合金支架在覆膜支架远端边缘成漏斗样

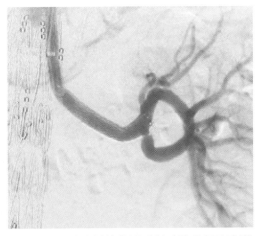

图 12.10 放置桥接装置后肾动脉的超选造影

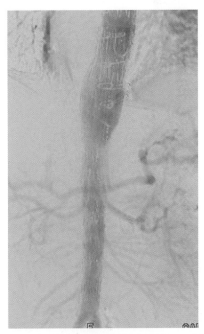

图 12.11 t 形支架装置成功隔绝 V 型胸腹主动脉瘤（内脏动脉瘤）

就是术后没有永久的神经损伤。要再次强调当髂动脉支架释放后迅速移除所有鞘和球囊的重要性，尽量缩短与盆腔和脊髓神经相连的供血动脉的缺血时间。

在此背景下，笔者更加强调保证髂内动脉无明显狭窄的重要性。图 12.12 显示一例左髂内动脉高度狭窄的病例。在这个病例中，从上肢入路建立通路，然后置入一枚直径 5mm，长度 18mm 的球扩裸支架（Dynamic Renal, Biotronik,Berlin, Germany）（图 12.13）。

总　结

笔者在术中使用了三种不同技术，以期将术后截瘫风险降到最低：

1. 动脉瘤瘤腔内的造影可以通过此时仍然未封闭的主体支架腹腔干分支来完成，由此来明确可能存在的肋间动脉或腰动脉与前脊髓动脉之间沟通所成的交通。如果造影显示这种交通支存在，主体支架的腹腔干要保持开放，其

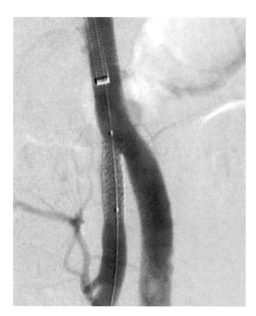

图 12.13　图 12.12 中修复左髂内动脉的最终血管造影结果，血管通畅，无明显残留狭窄

与靶血管的连接要在 6~8 周后的三期手术进行。

2. 放置完 t 形分支支架后，闭合股总动脉的穿刺入路。腹股沟区的切口或穿刺点要全层关闭，包括皮肤也要在从上肢入路选入靶血管及释放桥接的支架之前缝合。

3. 详细评估髂内动脉的灌注，以增加局部灌注，减少脊髓缺血风险，中度 – 重度的髂内动脉狭窄需要用球扩支架进行修复。

术后管理

术后 48h 在 ICU 监护病房，并使用动脉压监测，使平均血压维持在

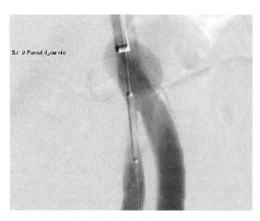

图 12.12　左髂内动脉高度狭窄

80~90mmHg。

选择性使用脑脊液引流，仅限于那些术后有脊髓缺血临床体征的患者。

术后影像学检查使用计算机断层扫描血管造影术（CTA）[患者肾小球滤过率 GFR>60 mL/（min·1.73 m²）]和 X 线支架平片。术后 12 个月时首次复查，以后每年复查，影像学检查也同样包括 CTA 和 X 线支架平片。对于肾功能不全的患者，无对比剂增强的 CT 平扫以及多普勒超声成像也能用于评估动脉瘤大小的变化，有无内漏出现以及靶血管通畅情况。

成品支架的缺点及不足

t 形分支支架进一步临床应用的解剖学缺点和不足如下：

·自腹腔干至最低肾动脉的距离要大于 56mm。

·内脏区水平面的主动脉支架直径不够粗（小于 25mm）。

·一支或两支肾动脉朝上方发出。

·近端锚定区直径不足（大于 40mm）。

·在某些曾经使用分叉人工血管开放手术修复腹主动脉的患者中可能会遇到这种情况——大多数低位的肾动脉和主动脉分叉处的距离小于 67mm。

文献回顾

Bosiers 等[2] 率先报道了 t 形分支支架修复 15 例 TAAA 患者的临床应用。t 形分支支架被证明是临床可行并安全的，具有令人鼓舞的早期临床和影像学结果。每个靶血管的支架血运重建都是成功的，而且具有 100% 早期分支通畅率并且没有死亡病例出现。

Bisdas 等[3] 首次报道了使用新型成品多分支支架（t 形分支）与传统定制支架（CMD）在 EVAR 中的疗效对比。从技术角度和临床应用方面，二者的结果类似。与 t 形分支支架相比，定制支架具有更好的早期表现，尽管没有统计学差异。就 6 个月之内的免于再干预率而言，t 形分支支架和定制支架分别为 100% 和 90%。

实际上，仍然有很多解剖学特征限制了 t 形支架的适应证拓展或者需要使用一些辅助的操作，如颈－锁骨下动脉转流或额外的近端胸主动脉支架的放置。而这些辅助手术或操作可能使并发症的发生概率增加。t 形分支支架临床应用的解剖学禁忌包括：腹腔干与低位的肾动脉之间的距离不足（<56mm），内脏动脉区域水平的主动脉直径不足（<25mm），而由于上述两种原因导致 t 形分支支架在所有病例中的不能使用的占比分别为 60% 和 33%。

总的说来，t 形分支支架在紧急情况下可以用来治疗症状性 TAAA 和某些瘤体先兆破裂的患者。通过支架自带的分支重建腹腔内脏动脉血供，使得此手术过程较为安全可靠。

此外，定制支架的广泛使用与现有的商品化分支支架无关，理由如下：定制的主动脉支架分支放置的最佳部位在靶血管上方，以利于后续导管选入。除此之外，在TAAAs患者近端锚定区直径大于32mm时，定制的主动脉分支支架直径可以达到38mm。与之相化，t形分支支架其主体固定直径为34mm，并且需要一个额外的胸主支架进行近端固定，这也增加了术后截瘫风险。除此之外，对于肾上型动脉瘤的患者，定制支架近心端部位由两个支架组成，与t形分支支架固定的三分支支架相比，定制支架可以有效减少术后截瘫的风险。

（党一平　李毅清　译）

参考文献

[1] Safi HJ, Miller 3rd CC. Spinal cord protection in descendingthoracic and thoracoabdominal aortic repair. AnnThoracSurg, 1999, 67:1937–1939.

[2] Bosiers M, Bisdas T, Donas KP, et al. Early clinical experiencewith the first commercially available off-the-shelfmultibranchedendograft in the treatment of thoracoabdominalaortic aneurysms. J EndovascTher，2013，20:719–725.

[3] Bisdas T, Donas KP, Bosiers MJ, et al. Custom-made versus off-the-shelf multibranched endografts for endovascular repair of thoracoabdominal aortic aneurysms. J Vasc Surg, 2014, 60(5):1188.

第 13 章

三明治腔内技术

KONSTANTINOS P. DONAS, THEODOSIOS BISDAS

三明治腔内技术是对累及重要分支的胸腹主动脉瘤进行全腔内修复的一种可选择的方法。这项技术包括三个主要步骤：①在胸主动脉健康无瘤样变的节段植入胸主支架移植物；②在受累及的肾动脉内植入长段自膨式覆膜支架；③在腹主动脉和长段覆膜支架之间植入管状腹主动脉支架。这种构造从外到内依次为：胸主支架移植物；自膨式覆膜支架（从腹主动脉分支到近端胸主动脉支架的烟囱支架或到远端腹主动脉的潜望镜支架），远端覆盖瘤体的腹主动脉支架。在胸腹主动脉内的这三层结构（胸主支架移植物 – 烟囱或潜望镜支架 – 腹主支架移植物）被称为三明治技术，又称为包裹技术。

适应证

· 胸腹主动脉瘤的择期修复。

· 有症状或破裂性胸腹主动脉瘤的修复。

· 主动脉瘤腔内修复术后 Ia 型内漏

的修复。

步　骤

病例介绍

该患者最初在 2005 年放置了双开窗支架，在开窗腔内修复术后出现了由 Ia 型内漏引起的先兆破裂动脉瘤。在 2009 年，由于放置在右肾的球囊扩张性金属裸支架断裂，患者再次接受介入治疗，在双肾动脉植入了球囊扩张覆膜支架。此后患者右肾动脉处出现内漏，并出现动脉瘤囊腔明显增大。7 年后，患者出现了先兆动脉瘤破裂。图 13.1 所示为计算机断层血管造影（CTA）明确的 Ia 型内漏，由开窗处支架断裂引起（图 13.2）。

手术步骤

1. 暴露左腋动脉

通过三角胸肌间沟切口暴露腋动脉。沿纤维方向分开胸大肌，用同样的方法从喙突分离胸小肌。

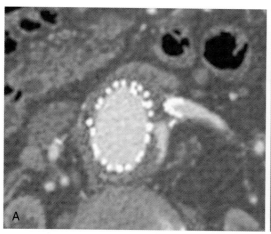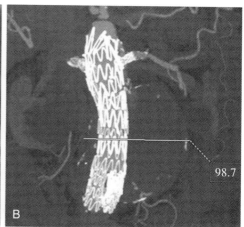

图 13.1　A、B. 11 年前的开窗支架植入术后出现新发 Ⅰa 型内漏及先兆破裂

2. 经皮穿刺股动脉入路

用 Prostar XL（雅培）装置的"预缝合"技术完成经皮穿刺股动脉入路。然后按照标准胸主动脉腔内修复术（TEVAR），将硬导丝送入主动脉。

3. 置入胸主动脉内移植物

选择中心可用的包括不锈钢或镍钛合金内骨骼的胸主动脉内移植物。在这个病例中，移植物的下端要尽可能靠近腹腔干的起点（图 13.3）。

4. 置入肾下主动脉支架

这一步骤包括放置分叉型肾下主动脉支架移植物，植入对侧髂动脉移植物。如果远端瘤颈长度超过 2 cm，则最好放置筒状移植物。在这个案例中，肾下主动脉支架移植物是开窗支架。

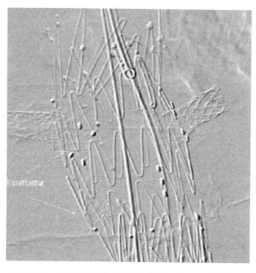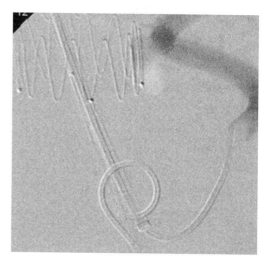

图 13.2　开窗主体支架上的开窗支架断裂　　图 13.3　腹腔干上方的胸主动脉支架下缘

5.肾动脉置管

内脏动脉置管。穿刺左腋动脉或从上肢（肘部水平）经肱动脉插管。左腋动脉穿刺或者双上肢肘部肱动脉穿刺。左腋动脉的两个穿刺点间隔 1~2cm，置入两个 5F 短鞘（图 13.4）。

下一步是经软的泰尔茂导丝(Terumo Medical, Somerset, New Jersey, USA) 引导猪尾导管放置在肾动脉区主动脉腔内。交换硬导丝后，在该处主动脉中留置一个 7F 长鞘（Cook Medical）。

第二种方法是暴露双侧肱动脉。在使用 Seldinger 技术穿刺或切开肱动脉，放置 4F 或 5F 短鞘后，在升主动脉中放置软的泰尔茂导丝。然后将猪尾导管置入主动脉弓。将导管弯曲端定位在降主动脉一侧后，快速送入导丝的同时向后撤猪尾导管，将导管带入肾动脉段内。从另一侧肱动脉作相同操作。在肾动脉段置入硬导丝后，移除猪尾导管，并在肾动脉上方放置 8F 长鞘（Cook

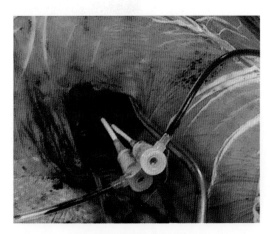

图 13.4 腋动脉双穿刺技术

Medical ）。

使用诸如椎动脉导管或多功能导管之类的成角导管超选完成内脏动脉的置管。随后，软的泰尔茂导丝推送进肾动脉中，随之跟进置入导管。在移除导丝并对肾动脉进行超选择性血管造影后，将带有弯头的 Rosen 硬导丝（Cook Medical）置入肾动脉，然后将长鞘送入肾动脉至少 15 mm。

从双侧腹股沟行经股动脉肾动脉插管。

使用椎动脉导管或牧羊钩导管将软的泰尔茂导丝送入肾动脉。图 13.5 左肾动脉成功置管后的超选择性血管造影，以排除置管时医源性夹层或其他损伤。

交换 0.035 英寸的 Rosen 硬导丝后，将一个 8F 长鞘经股动脉入路置入

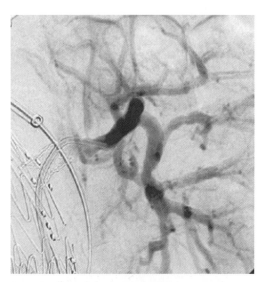

图 13.5 左肾动脉成功置管后超选造影，排除置管时医源性夹层或其他损伤

肾动脉，并进行超选择性血管造影（图13.6）。

然后将 Viabahn 支架植入肾动脉，一端支架朝向下方，如同潜望镜结构。为了提高 Viabahn 移植物的径向支撑力，可以内衬额外的金属裸支架。在这种情况下，可以放置一个自膨式金属裸支架（ev3 Protege，Medtronic）（图13.7）。

6. 置入腹主动脉支架移植物

最后一步置入腹主动脉支架移植物，

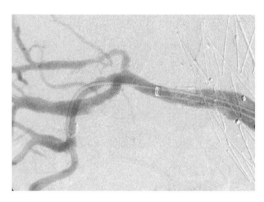

图 13.6 通过进入肾动脉的无创弯头（Rosen）导丝，置入 8F 长鞘

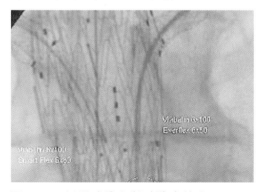

图 13.7 经股动脉左肾动脉内植入 Viabahn 自膨覆膜支架，再额外内衬植入自膨金属裸支架（ev3 Everflex Protege）

放大尺寸约为 30%。

在本病例中，笔者在降主动脉支架和开窗支架之间植入了胸主动脉支架。确认胸主动脉支架远端边缘的位置及其与 Viabahn 移植物的关系非常重要（图13.8）。

7. 内脏动脉置入烟囱移植物

长的 Viabahn 覆膜支架被放置在内脏血管中，每个支架都额外内衬自膨式金属裸支架。笔者将支架延伸到远端放置的胸主动脉支架的近端边缘上方，形成三明治结构。

图 13.9 显示三明治技术的最终血管造影，没有发现任何支架间隙相关的内漏。术后 CTA 重建证实烟囱和潜望镜支架通畅，隔绝了破裂病变且没有内漏（图13.10）。

三明治技术的局限性

需要上肢入路

肾动脉烟囱支架的放置和一些解剖

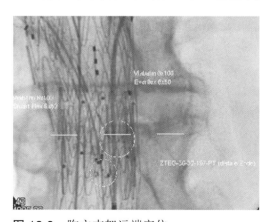

图 13.8 胸主支架远端定位

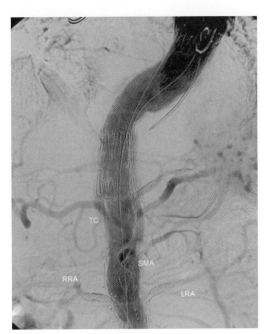

图 13.9　晚期的ⅠA内漏处理后最后造影。LRA：左肾动脉；RRA：右肾动脉；SMA：肠系膜上动脉；TC：腹腔干

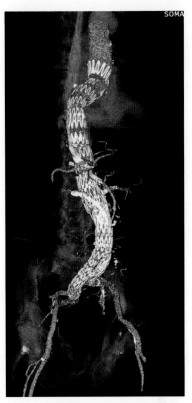

图 13.10　三明治腔内血管技术术后 CTA 重建

学先决条件相关。

如果计划从经股动脉入路放置肾动脉潜望镜支架，左锁骨下动脉必须是通畅的。此外，锁骨下动脉或降主动脉起始部存在软斑块与卒中风险增加有关。必须监测激活全血凝固时间（Activated Clotting Time of Whole blood，ACT），并额外给予肝素，以维持 ACT 至少 250s。

腋动脉直径必须足够容纳至少两个 8F 鞘。直径 7mm 和 8 mm 的自膨式覆膜支架（Viabahn; Gore, Flagstaff, Arizona, USA）与 8F 鞘配套。这意味着存在钙化斑块或小口径腋动脉的情况下，导入两个 8F 长鞘有导致周围动脉闭塞和缺血

的风险。当放置 10mmViabahn 时，需要 11F 鞘。目前，与 10 mm Viabahn 匹配的一些可用的 10F 鞘是 Cordis AVANTI 鞘、Boston Scientific Super 鞘和 B. Braun Intradyn Tear-Away 鞘。

没有专门的烟囱支架与胸主动脉支架相匹配

缺乏烟囱支架是该技术的主要缺点。实施三明治技术时有三个与桥接烟囱或潜望镜支架相关的主要问题：①长度；②与胸主动脉支架移植物相关的支架的径向支撑力；③烟囱移植物周围的胸主

动脉支架顺应性。Viabahn 覆膜支架解决了三明治技术中的长度问题。该支架长 5~25cm，可延伸至胸腹主动脉。对胸主动脉支架体外研究表明，Viabahn 与 Gore 胸主动脉支架的组合应是首选。对于 Viabahn 周围胸主动脉支架的径向力和顺应性来说，这种相互作用似乎很理想。

文献回顾

Schwiertz[1] 等在 2014 年报告了 32 例采用三明治技术治疗的 TAAAs 高危症状患者。他们发现狭窄的主动脉管腔在技术上比大直径的主动脉要求更高。应避免在钙化狭窄的主动脉内放置多达四个烟囱支架。理论上，这可能导致主动脉血栓形成以及烟囱移植物灌注受损。笔者推荐长期抗血小板治疗，因为与定制的分支移植物相比，出现闭塞或严重狭窄时再次开通 Viabahn 移植物会非常有挑战性或根本不可能。

Bisdas[2] 等在 2013 年报告了一名 9cm 的 III 型 TAAA 先兆破裂的 68 岁女性患者。考虑到患者的合并症包括透析依赖性肾功能不全、慢性阻塞性肺疾病、冠状动脉疾病和既往腹主动脉修复史，故行开放手术有禁忌。由于血流动力学不稳定，通过三明治技术使用现成的材料对患者行全血管腔内修复的手术。术后 12 个月的病程因支架间隙相关内漏的存在而变得复杂。术中内漏在 2 个月后消失。1 年的 CTA 随访显示内外支架移植物层之间的内漏消失。这是文献中首次记录的支架间隙相关内漏的阶段性演变，直到其完全消失，证实了三明治技术的安全性。在最后一次随访时，动脉瘤变小，内脏血管通畅。

（刘建勇　金　毕　译）

参考文献

[1] Schwiertz E, Kolvenbach RR, Yoshida R, et al. Experience with the sandwich technique in endovascular thoracoabdominal aortic aneurysm repair. J VascSurg, 2014, 59:1562–1569.

[2] Bisdas T, Donas KP, Bosiers M, et al. One-year follow-up after total endovascular repair of a contained-ruptured thoracoabdominal aortic aneurysm with the sandwich technique. J Vasc Surg, 2013, 58(2):482–485.

主动脉弓与降主动脉动脉瘤

第 14 章

胸主动脉腔内修复术

GIOVANNI FEDERICO TORSELLO

胸主动脉瘤的治疗取决于动脉瘤累及的部位。尽管近年来已经引入了血管腔内治疗方法,升主动脉和主动脉弓部的动脉瘤通常采用开放修复术治疗。从杂交手术到平行移植物和分支支架技术的应用,近心端主动脉瘤的治疗技术得到了不断的发展。

在过去几年中,胸降主动脉瘤(DTA)的腔内修复术(TEVAR)的应用已经非常普遍。与开放修复术相比,TEVAR的围术期和短期内并发症发生率和死亡率较低[1]。大量关于TEVAR的研究结果表明,老年患者和高危患者行TEVAR将受益更多,这一点与EVAR一致。

适应证

与EVAR的治疗原理一致,TEVAR的主要目标通过支架隔绝动脉瘤以防止其破裂。直径≥6 cm的动脉瘤破裂风险为10%~15%,应予以治疗。DTA动脉瘤修复的其他适应证包括有症状和快速生长的动脉瘤以及囊状结构的动脉瘤。

步 骤

案例介绍

一名77岁患者诊断为DTA,瘤体直径78 mm,1年内直径增加超过10 mm(图14.1)。该患者于1998年接受了肾下腹主动脉瘤的开放式管状移植物修复术。2005年,因右侧髂总动脉瘤行动脉瘤切除和涤纶人工血管进行治疗。2012年,患者因三支冠状动脉病变接受了冠状动脉旁路移植术。其他相关合并症包括充血性心力衰竭、高血压和前列腺癌病史。

术前评估

与所有计划进行血管腔内治疗的患者一样,该患者接受了心脏检查和颈动脉和外周动脉的多普勒超声评估。薄层动脉期计算机断层血管造影(CTA)是术前TEVAR治疗必要的检查。该患者左侧颈内动脉和右侧椎动脉闭塞。颅内动脉的CTA显示大部分脑实质由左椎动脉灌注(图14.2)。

在德国明斯特 St. Franziskus 医院,

大多数外科医生使用 Aquarius iNtuition 软件（TeraRecon，Foster City，California，USA）制定术前计划。其他产品（如

OsiriX、Pixmeo、Geneva）是等效的，只要它们具有中线流体函数和多平面图像重建功能。近端锚定区由左锁骨下动脉开口确定，长 46 mm 且扭曲。由腹腔干开口决定的远端锚定区长 42 mm。这些锚定区之间的主动脉段是弯曲的，部分节段扭曲。

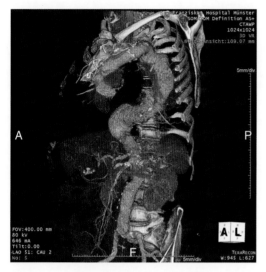

图 14.1　计算机断层扫描血管造影（CTA）的三维（3D）重建显示在患者扭曲的降主动脉有直径 78mm 的动脉瘤

近端瘤颈直径和成角可能与较差的治疗效果相关，也可能影响移植物的释放和固定。根据所选择的移植物的说明书确定不同的最大瘤颈的直径和角度。评估入路血管形态也很重要，包括最小直径、钙化和扭曲情况。在笔者所在医院，医生都会评估股骨头附近的股动脉分叉水平。基于这些信息，选择合适的腔内移植物，并评估是否需要辅助手术，如锁骨下颈动脉转位 / 旁路术、左锁骨

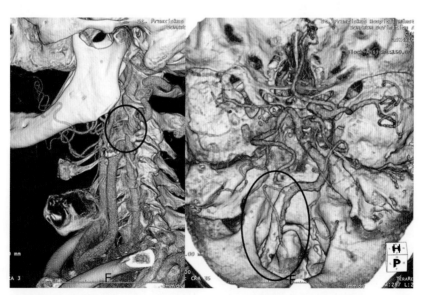

图 14.2　主动脉弓上分支的 CTA 三维重建，左侧颈内动脉和供应颅内四分之三血流的优势左侧椎动脉

下动脉烟囱移植物、髂股动脉转流或铺路开裂（paving-and-cracking）技术。

腔内移植物手术计划

根据术前 CTA，外科医生应制定一个手术计划，通常包括整个主动脉的简图，测量近端和远端瘤颈长度，评估相关主动脉分支，测量主动脉和入路血管的相关直径。如果存在大量血栓，则在图纸中标记其位置。根据主动脉形态，外科医生选择最佳的腔内移植物，移植物的尺寸取决于不同的器械。在这名患者中，医生计划植入 Zenith Alpha 胸主动脉支架（Cook Medical, Bloomington, Indiana, USA）。医生通常将这种移植物的尺寸放大 20%，因为尺寸过大和过小都会带来 Ia 型内漏的风险。由于主动脉扭曲，患者选择了 Zenith Alpha 移植物。根据笔者的经验，Zenith Alpha 的主要优势在于其优越的柔顺性和较小的外径，这大大提高了通过能力[2]。

血管入路

与开放手术修复相比，TEVAR 是一种适用性更广的治疗选择，尤其考虑患者整体健康状况时更是如此。在大多数情况下，TEVAR 的适用性不受患者合并症的限制，而是受解剖学特征的限制。与 EVAR 较小的鞘管相比，入路血管形态是 TEVAR 的关键，尤其是当较小的入路血管需要通过更大口径的鞘管时，多见女性和亚洲人。这意味着 TEVAR

中血管相关并发症的发生率更高，需要创伤更大的血管入路。无论是通过开放手术还是血管腔内手段，建立髂动脉入路，可能是有挑战性的血管入路的解决办法。这些技术和其他技术也有其固有的并发症发生率和死亡率。

在笔者所在医院，血管入路通常完全经皮穿刺，股总动脉穿刺后，进行预缝合技术（Prostar XL, Abbott Vascular, Santa Clara, California, USA），右侧放置一个 14F 鞘，左侧放置一个 8F 鞘。像这位患者一样，由于股骨头附近股动脉分叉平面术前已经评估，所以股总动脉穿刺通常是安全的。

对于股动脉较细或合并其他病变时，先穿刺左肱动脉。在没有禁忌证的情况下，笔者更愿意选左肱动脉，这是因为不需要经过颈动脉，减少了栓塞性脑卒中的发生率。

放置 5F Cook 血管鞘后，使用 5F 猪尾巴导管将泰尔茂导丝（Radiofocus Terumo, Japan）导入腹主动脉。猪尾导管可用于对髂股动脉进行血管造影，便于股总动脉的穿刺（使用叠加功能）。

释放准备

在手术过程中，静脉注射肝素，使 ACT 达到 250~300s。在本例中，笔者使用猪尾导管标记左锁骨下动脉的开口，从左股动脉入路向前推进的 5F 牧羊钩导管标记腹腔干的开口位置。从右侧股动脉通路，将 Lunderquist 超硬 DC 导丝（Cook Medical）经 5F 猪尾导管置入主动脉根部。此外，还采用 2D/3D 融合成像技术来辅助腔内移植物的释放（见第 20 章）。融合成像技术也有助于找到合适的投影，以确定最大的近端覆盖区，并有助于术者测量需要覆盖的主动脉长度。然后使用经肱动脉放置的猪尾巴导管进行首次 CTA。

支架植入术

在使用猪尾导管和融合成像确定合适的移植物需要的长度后，释放近端支架（图 14.3）。与几乎所有 DTA TEVAR 病例一样，控制收缩压低于 80mmHg。笔者很少使用腺苷或快速起搏来协助支架释放。

由于支架近端的倒钩朝向远端，建议在预锚定区远端间隔一小段距离处释放。只有当移植物向近端方向移动时，修正支架位置才是安全的。

由于该患者的大脑灌注依赖于左侧椎动脉，因此术中没有覆盖左锁骨下动脉。然而，即使大脑血管病变不严重，我们仍尽可能避免覆盖左锁骨下动脉。许多研究已确定与左锁骨下动脉覆盖相关的并发症风险较高，包括手臂跛行、锁骨下盗血综合征、脊髓缺血和中风[3]。可以经肱动脉放置泰尔茂导丝释放平行移植物，以防有意或无意覆盖左锁骨下动脉。

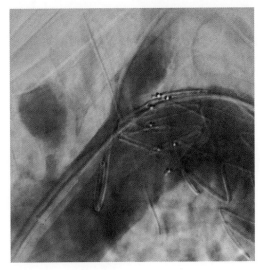

图 14.3 在左锁骨下动脉中放置 5F 猪尾导管标记近端瘤颈，释放近端支架移植物部分

笔者还植入了一个远端支架，至少与三节支架重叠。笔者强烈建议不要使用两个近端支架，因为远端支架的远端部分有倒钩，这是防止移动的手段。

在弯曲主动脉形态中的支架－移植物的顺应性

结合上述入路血管解剖，主动脉形态可能是技术成功的主要决定因素。最近推出的支架极大改进其顺应性。2013 年对胸部支架移植物顺应性的分析表明，Valiant Captia（Medtronic, Santa Clara, California, USA）特别适合于弯曲 DTAs[4]。最近上市的 Zenith Alpha 和 Gore C-TAG 等材料为能更好地适应弯曲主动脉解剖提供了额外的选项[2, 5]。

在本例中，由于主动脉严重弯曲，远端支架无法推送到近端支架内。在第一步中，尝试从左侧股动脉入路使用

Reliant 球囊（Medtronic）促进远端支架的通过。有时对近端支架的远端部分进行塑形可以解决此问题。在这种情况下，必须将泰尔茂导丝进入腹主动脉，并用 Indy Snare 导管（Cook Medical）将其捕获，并将其用作引导线（图 14.4）。这一连贯入路使医生能够将远端支架放在位于腹腔干上方的理想位置。

必要时采用所提倡的"明斯特方案"，在升主动脉弓中制作一个环，特别是在近端释放支架时增强稳定性（图 14.5）。另一种方法是双导丝技术，放置两根超硬导丝，带或不带额外的硬鞘（如 90 cm 的 Destination 鞘，Terumo）。这有助于拉直接近病变的弯曲的主动脉节段。

在本例中，一根导丝足以释放远端支架移植物部分。然后使用 Reliant 球囊进行支架成形。在移植物释放后，进行

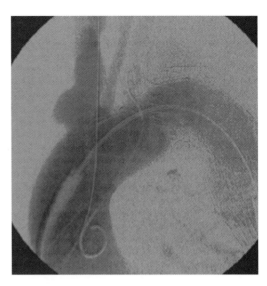

图 14.5 明斯特方案：为了增强稳定性，将一根超硬导丝送入升主动脉中，直到形成一个环

完整的血管造影，以确保移植物准确释放并排除内漏。随后以标准方式隔绝肾下腹主动脉瘤（见第 1 章）。使用缝合器闭合切开的动脉，手动压迫肱动脉穿刺部位，直到出血得到控制。

术后护理

为了防止缺血性脊髓损伤，患者的平均动脉血压在术后 48h 内维持在 80~100mmHg。自 2013 年放弃预防性引流以来，笔者仅在特定病例中使用脑脊液引流。

（毕国善　邹青青　熊国祚　译）

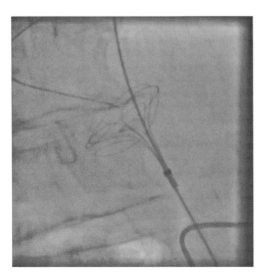

图 14.4 用 Indy Snare 导管捕获导丝

参考文献

[1] Biancari F, Mariscalco G, Mariani S, et al. Endovascular treatment of degenerative

aneurysms involving only the descending thoracic aorta: systematic review and metaanalysis. J Endovasc Ther, 2016, 23(2): 387-392.

[2] Torsello GF, Austermann Martin, Van Aken Huko K, et al. Initial clinical experience with the Zenith Alpha stent-graft. J Endovasc Ther, 2015, 22(2):153-159.

[3] Hajibandeh S, Hajibandeh Shahab, Antoniou Stavros A, et al. Meta-analysis of left subclavian artery coverage with and without revascularization in thoracic endovascular aortic repair. J Endovasc Ther, 2016, 23(4):634-641.

[4] Canaud L, Cathala Philipe, Joyeux Frédéric, et al. Improvement in conformability of the latest generation of thoracic stent grafts. J Vasc Surg, 2013,57(4):1084-1089.

[5] Böckler D, Jan Brunkwall PR, Taylor N, et al. Thoracic endovascular aortic repair of aortic arch pathologies with the conformable thoracic aortic graft: early and 2 year results from a European mulicentre registry. Eur J Vasc Endovasc Surg, 2016,51:791-800.

第 15 章

分支支架在主动脉弓中的应用

KONSTANTINOS P. DONAS, MARTIN AUSTERMANN

因为主动脉弓有多种弓上分支形态且曲度变化多端，所以成为胸腹主动脉解剖学上最复杂的节段之一。1999 年，Inoue 等[1]首次报道采用分支型支架腔内治疗主动脉弓部动脉瘤。他们的装置包括一个一体式移植物，上面最多有三个分支，这些分支被抓捕并牵拉入每条主动脉弓上的分支血管。

2003 年，Chuter 等[2]描述了一种模块化分支支架移植物，该移植物的近端植入升主动脉，远端植入无名动脉（IA）和降主动脉。然而，由于各种难以克服的问题，包括输送入无名动脉、尺寸限制以及相对较高的中风和死亡风险（接近 30%），这种方法已经不再得到认可。再加上胸腹主动脉分支支架修复胸腹主动脉瘤所取得的成功，导致了对移植物导入方法的改进，从而产生了一种用于经股动脉导入的新型多分支支架移植物。

定制的分支支架（Cook Medical, Brisbane, Australia）直径为 34~46mm，覆盖长度为 250 mm。该分支支架被装入直径为 20~24 F 的 Flexor 输送鞘中。图 15.1 展示了弯曲的输送系统。

导入装置含有一个镍钛合金的预弯曲的内套管。输送系统尖端的凹槽与输送系统和移植物的外缘对齐。这种新型输送系统的优点是：在植入主动脉弓的过程中，无须任何旋转操作，就能自动正确定向。

移植物含两个分支（图 15.2）。理论上，可以为左锁骨下动脉增加第三分支。通常，左颈总动脉的分支是位于移植物内远端 11:30 位置的 8mm 分支，而无名动脉的分支是位于移植物内近端 12:30 位置的 12mm 分支。

2009 年定制分支支架首次被使用，

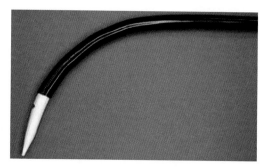

图 15.1 弯曲的 Flexor 输送系统

这个病例使用的分支支架呈外向型、漏斗状，以更好地套接。近端支架能和 Cook 医疗的预成型技术相配合，以确保近端贴壁。金色金属标记了支架分支的位置及支架外缘，以便支架外缘对齐主动脉弓大弯侧。支架的分支开口有两套标志：四重线性标记位于无名动脉近端和颈动脉开口远端，双重标记位于无名动脉远端和颈动脉开口近端。覆膜支架在分支开口的位置逐渐变细，以提供更多的空间来调整分支。

覆膜支架，如 Fluency（Bard Peripheral Vascular, Tempe, Arizona, USA）或 Viabahn（W.L.Gore & Associates, Flagstaff, Arizona, USA）常用于桥接左颈总分支支架到左颈总动脉。这些桥接支架要求可支持自膨式的支架。因为无名动脉的直径更大，定制的桥接分支常用于桥接无名动脉和其分支。这些桥接支架采用更少量的纤维和镍钛合金以便支架可载入 14F 的 Flexor 鞘。

适应证

· 择期的无症状主动脉弓动脉瘤。

步　骤

案例介绍

患者，男，77 岁，主动脉弓动脉瘤，直径 7.7cm。患者患有严重的慢性阻塞性肺疾病、高血压病和冠心病。患者拒绝行开放性手术治疗。图 15.4 是术前影像和瘤体大小。

左颈动脉－锁骨下动脉旁路搭桥术

在这一步骤中，左锁骨下动脉的起始处仍保持通畅。保留左锁骨下动脉通

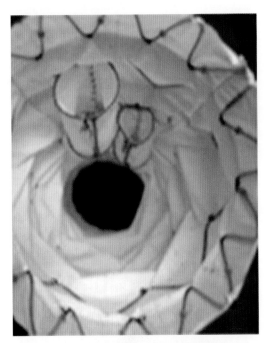

图 15.2　带内分支的主动脉弓移植物

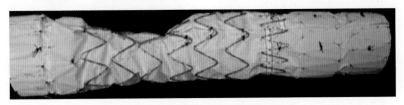

图 15.3　基于 Zenith（Cook Medical）平台的主动脉弓分支支架

畅的原因是：左颈总动脉往往与无名动脉很贴近，使得对胸主动脉支架内的内分支超选对接过程变得非常棘手。保持左锁骨下动脉开口的通畅，就可以从左锁骨下动脉完成起选对接，这个过程就变简单了。对这个特殊病例，左锁骨下动脉使用血管塞封堵。

分支型覆膜支架的送入和释放

第二步是通过股动脉通路植入分支支架移植物。在升主动脉内放置一根超硬导丝。支架内分支的标记位于无名动脉和左颈总动脉的开口处。接下来在快速心脏起搏的条件下，退鞘以完全释放移植物。将前三个释放环通过控制手柄松开，贯续释放移植物。无名动脉和左颈总动脉的分支分别通过右侧鞘和左侧鞘送入导丝导管；第四个释放环保持在

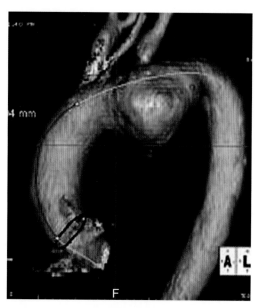

图 15.4 主动脉弓动脉瘤的术前影像

原位，通过连接输送系统远端组件来继续稳定移植物。用一个定制的支架桥接无名动脉，这个支架可以通过右腋动脉导入或经胸主支架上缝制的分支导入（图 15.5）。

植入支撑支架

用于桥接左颈总动脉或左锁骨下动脉的覆膜支架可用自膨式裸支架进一步支撑。在这个病例中，笔者使用了自膨式覆膜支架（Fluency）。先成功桥接左颈总动脉，再将一个 22 mm 的 Amplatzer Plug（St.Jude）置入左侧锁骨下动脉起始端用于封堵。图 15.6 显示了覆膜支架在左颈总动脉释放的状态和左锁骨下动脉开口被血管封堵器封堵的情形。

手术结果以及随访影像检查

术后的血管造影显示动脉瘤被隔绝，颈动脉 – 锁骨下动脉旁路通畅（图 15.7）。此外，术后 12 个月的 CT 随访并未发现内漏，并确认颈总动脉 – 锁骨下动脉旁路通畅（图 15.8）。

分支型支架植入术的局限性

这些植入分支型支架的患者脑卒中的风险仍然很高。因为主动脉弓部的解剖结构复杂，所以在支架定位和分支支架桥接过程中需要进行大量的操作。脑卒中可能是由于栓子形成或者脑灌注不足造成的。因此，过度的主动脉弓钙化

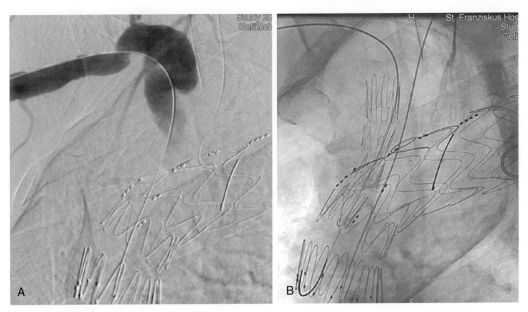

图 15.5　从右腋动脉选入无名动脉，并在主动脉弓上的第一个分支释放定制的支架分支

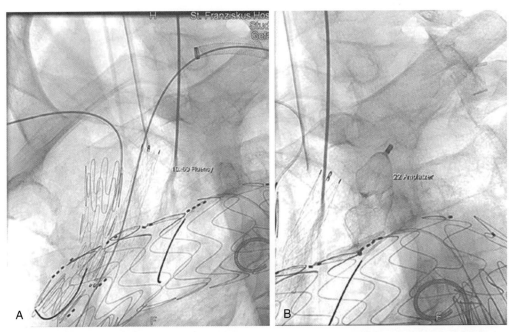

图 15.6　A. 在左侧颈总动脉释放自膨式覆膜支架（Fluency）。B. 采用 22mm　Amplatzer Plug（St. Jude）从起始端隔绝左侧锁骨下动脉

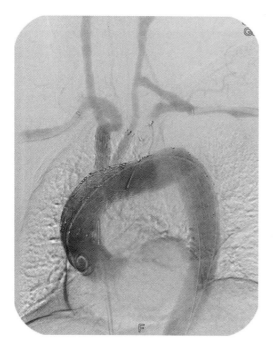

图 15.7 血管造影显示主动脉弓支架和弓上分支，无内漏迹象

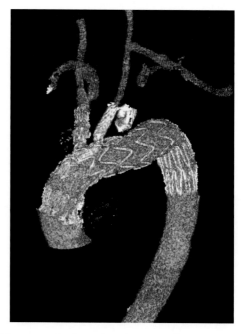

图 15.8 术后 12 个月的 CT 重建所见主动脉分支型支架

或血栓形成（"粗糙的"主动脉）被认为是发生神经系统事件的高危因素。

此外，放置在升主动脉和主动脉弓内的腔内移植物受到的高脉冲力冲击可能会影响它们的结构完整性。在缺乏足够的长期的耐久性数据的情况下，主动脉弓分支支架目前应仅限于升主动脉直径小于 38mm 的患者，因为现有移植物的近端最大直径为 46mm。然而，许多患者的升主动脉直径超过 38mm。从长远来看，在大直径不健康的升主动脉放置支架可能会增加并发症的发生率。

主动脉弓分支型支架很大，直径为 46 mm 的支架需要 24F（内径）的鞘。这些大口径的输送系统可能导致入路部

位的并发症，并且增加了动脉切开置管的可能性[3]。

文献回顾

在 2012 年，Lioupis 等[4]首次就分支支架治疗主动脉弓动脉瘤的技术可行性进行了报道，在 6 例患者中，4 例患者移植物植入顺利，动脉瘤被成功隔绝。有 1 例患者发生了Ⅰ型内漏，在瘤腔内放置弹簧圈并注入医用胶后内漏消除。另 1 例患者无名动脉的支架桥接失败，只能行旁路搭桥术以保障右颈动脉和椎动脉血供，这个患者出现了脑卒中。另外还有一个患者出现了右侧小脑梗死。

在 2014 年，Haulon 等[5]报道了 38

例使用主动脉弓分支型支架治疗的全球注册实验，其中 32 例患者（84.2%）获得了技术上的成功。技术失败案例包括：3 例患者在术后 24h 内死亡；1 例患者出现 Ia 型内漏；1 例无名动脉分支支架桥接失败；1 例中转了手术方式，改用烟囱技术。5 例患者在术后 30d 内死亡（13.2%）。术后随访发现 6 例脑血管并发症（4 例短暂性脑缺血发作，1 例完全性脑卒中，1 例蛛网膜下腔出血）。前 10 例患者的死亡率是 30%，随后的 28 例患者死亡率为 7.1%。不良的预后与主动脉内径大有关。升主动脉内径超过 38mm 患者脑卒中的风险及死亡率更高（P=0.026）。这些最初的研究证实了全腔内修复主动脉弓的可行性。作者认为，通过恰当的手术训练以及仔细的病例筛选，主动脉弓腔内修复技术将被延伸到既往不能进行外科手术或不能采用其他腔内治疗的复杂患者群体。

（林 晨 王 烈 译）

参考文献

[1] Inoue K, Hosokawa H, Iwase T, et al. Aortic arch reconstruction by transluminally placed endovascular branched stent graft. Circulation, 1999，100(19 suppl):II316e21.

[2] Chuter TA, Schneider DB, Reilly LM, Modular branched stent graft for endovascular repair of aortic arch aneurysm and dissection. J Vasc Surg, 2003,38(4):859e63.

3] Maurel B, Mastracci TM, Spear r, et al. Branched and fenestrated options to treat aortic arch aneurysms. J Cardiovasc Surg, 2016,57:686–697.

[4] Lioupis C, Corriveau MM, MacKenzie KS, et al. Treatment of aortic arch aneurysms with a modular transfemoral multibranched stent graft: initial experience. Eur J Vasc Endovasc Surg, 2012,43:525–532.

[5] Haulon S, Greenberg RK, Spear R, et al. Global experience with an inner branched arch endograft. J Thorac Cardiovasc Surg, 2014,148:1709–1716.

第16章

胸主动脉腔内烟囱技术

MICHEL BOSIERS, KONSTANTINOS P. DONAS, MARIO LACHAT

主动脉弓或降主动脉的病变可采用开放或腔内的方法进行治疗。当病变临近或累及主动脉弓上分支时,治疗会变得更加困难,可能需要使用杂交技术。在这种情况下,必须进行去分支化手术,为胸主动脉腔内移植物提供足够的锚定区。由于杂交手术需要多个步骤,其复杂性使得它不如使用定制分支支架或开窗支架的全腔内修复术有吸引力;而且分期进行的杂交手术各阶段之间的恢复期治疗费用也很高。考虑到这些局限性,烟囱技术结合现有的设备已经发展成一种全面的一站式腔内治疗方案,可用于治疗急性疾病或紧急情况。

步 骤

病例介绍

一位 77 岁女性患者,表现为先兆破裂的主动脉弓动脉瘤。选择使用烟囱技术行全腔内修复。图 16.1 显示主动脉弓破裂和一根受累动脉(变异的锁骨下动脉)。

显露左腋动脉 / 近端肱动脉

将患者的手臂与躯体呈 90° 固定。肱动脉近心端位于二头肌和三头肌之间的肌间沟中,远端与胸大肌相连。腋窝处取 3~4cm 纵行切口,仔细显露腋动脉或近端肱动脉,避免损伤正中神经,并准备沿其腹侧表面进行穿刺。这种方法可使用 7F 或 8F 鞘。当只需要行单烟囱支架植入时,也可以选择经皮穿刺肘前窝的肱动脉入路,但笔者建议只在计划放置裸支架作为烟囱移植物时选择这种穿刺入路,因为它们可通过尺寸小于 7F 的外鞘。

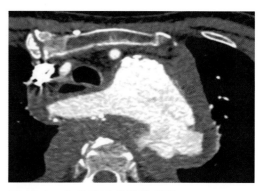

图 16.1 主动脉弓动脉瘤破裂

左肱动脉穿刺和锁骨下动脉置管

采用 Seldinger 技术穿刺腋动脉，置入 5F 短鞘后，鞘内给予 5000 单位肝素。将泰尔茂软导丝送入主动脉弓，经导丝将 5F 猪尾导管送达升主动脉，随后跟进 7F 长鞘（图 16.2）。

经皮经股动脉入路

与标准的 TEVAR 一样，预置 ProstartXL 套件（Abbott）后送入硬导丝。

胸主动脉移植物的释放

胸主动脉移植物按照中心的标准使用，包括不锈钢或镍钛金属骨架的支架移植物。该移植物将覆盖左锁骨下动脉开口以及覆盖部分相邻的弓上分支动脉开口。7F 长鞘放置在升主动脉内，靠近移植物覆膜部分的近心端（图 16.3）。注意 C 臂在前斜 30° 的位置并放大图像。

放置胸主动脉移植物后，将带有防损伤软头的硬导丝如 ROSEN 导丝（Cook Medical）或 ADVANTAGE 导丝（Terumo）经肱动脉内长鞘引入。这为烟囱移植物的送入提供了一个稳定的方位。图 16.4 显示在左锁骨下动脉中放置了一个直径 8mm、长 59mm 的 Advanta/i-CastV12（Maquet）球囊扩张覆膜支架。该移植物将被放置在胸主动脉支架外部并与

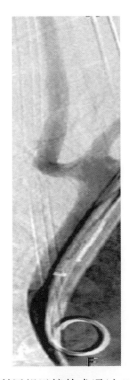

图 16.2 利用望远镜技术通过 7F 长鞘将猪尾导管放置在升主动脉。猪尾导管用于血管造影。鞘被放置在升主动脉中，以便随后引入烟囱移植物

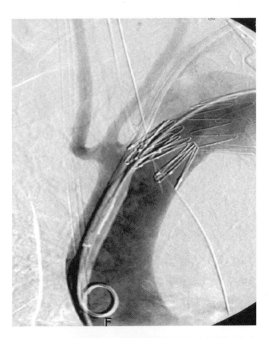

图 16.3 将胸主动脉移植物覆盖左锁骨下动脉，在本例中为受累动脉。腋动脉内长鞘仍在升主动脉，以便置入烟囱移植物。请注意，该患者的双侧颈动脉共干

之平行。动脉造影证实动脉瘤消失（图 16.5），术后通过 CTA 也得到证实（图 16.6，图 16.7）

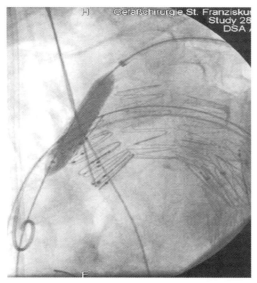

图 16.4 胸主动脉支架释放后成功将烟囱球扩覆膜支架置入左侧锁骨下动脉

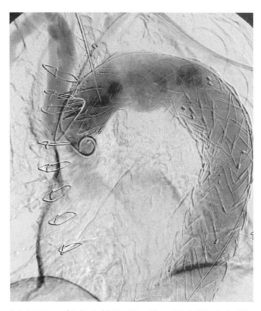

图 16.5 完成血管造影，无 Ia 型内漏的表现，并成功消除了动脉瘤

主动脉弓烟囱技术的改良：左锁骨下动脉自膨式覆膜烟囱支架的位置

Mrio Lachat 教授以及 Zurich 团队主张通过经股动脉入路在左锁骨下动脉内

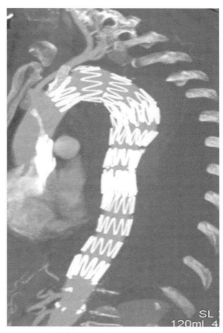

图 16.6 术后 CTA 影像

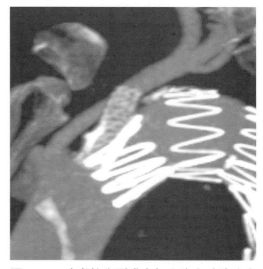

图 16.7 球囊扩张覆膜支架和胸主动脉腔内移植物硬性不锈钢内骨架的位置关系

放置潜望镜移植物（反向烟囱移植物）。
由于需要反向烟囱移植物的长度较长，
故常选用长度可达 25cm 的 Viabahn 覆膜
支架做烟囱支架。这种方法避免了在高
压的主动脉弓中放置平行移植物，平行
支架与主动脉弓之间的"鸟喙样"解剖
具有 Ia 型内漏的重大风险。

这种推荐技术允许在主动脉弓中只
放置一个移植物，提高顺应性，使烟囱
移植物移位、支架间隙内漏和 Ia 型内漏
的风险最小化。烟囱移植物作为潜望镜
装置，起于胸降主动脉，止于左锁骨下
动脉。

图 16.8 是累及主动脉弓的病变的修
复计划示意，主动脉弓上血管完全去分
支和左锁骨下动脉放置潜望镜支架。该
计划包括如下部分：

·患者左手放在头部后面并将手臂
固定。在超声引导下行左腋动脉微穿刺。

·引入一个带有 0.014 或 0.018 英寸
导丝的 8F 鞘，导丝进入升主动脉或降主
动脉后抓捕器捕获，将该导丝头端从股
总动脉引出。

·9F 长鞘置入股动脉。用直通导丝
交换细导丝，最终更换为 Amplatz 硬导
丝（图 16.9）。

·通常将 9F 股动脉鞘换成一个 80cm
长的 12F 长鞘（如 Cook Medical），而
Viabahn 支架（Gore）置于左锁骨下动脉
近端。

·主动脉支架从对侧股动脉入路引

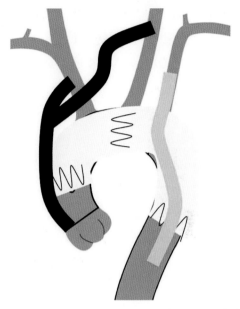

图 16.8 潜望镜技术图示：左侧锁骨下动脉
为黄色。患者接受了主动脉弓上血管的完全
去分支术

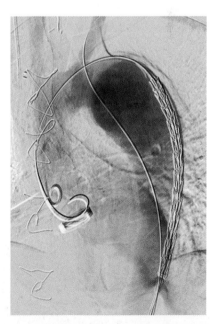

图 16.9 所示为胸主动脉支架在硬导丝上推
进，以及预先前放置在左锁骨下动脉（经股
动脉）里的导丝

入并释放（图16.10）。最后，通过放置Viabahn支架来构建潜望镜，用适当长度和直径的wallstent支架进行加固（图16.11）。

文献回顾

Hogendoorn等[1]报道了一项关于烟囱技术治疗主动脉弓病变的研究的荟萃分析。72%的患者是择期手术，28%的患者则是急诊手术。接受治疗的患者中98%取得了技术成功。Ia型内漏占6.4%。5.3%的患者出现了脑卒中，其中40%是致命的。这项荟萃分析的局限性包括缺乏关于13%患者使用的烟囱移植物类

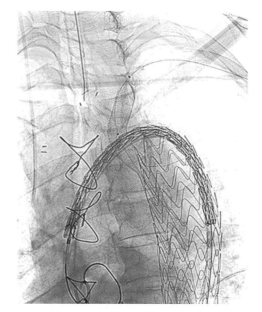

图16.10 展开的胸主动脉支架和已释放在位的Viabahn支架

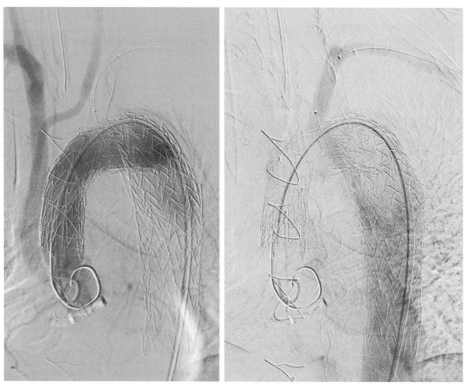

图16.11 完成血管造影，可见去分支化的主动脉弓上血管、左锁骨下动脉和潜望镜移植物通畅

型的详细信息，没有描述 45% 的患者随访频率。

Bosiers 等 [2] 收集了当前欧洲的经验，包括对所有患者的影像学随访和收集所有使用的材料的详细信息。中期结果证实了较高的技术成功率和较低的再干预的发生率，突出了烟囱式胸主动脉腔内技术的实用性，特别是对于需要急诊手术的临床适应证。通过在受累的主动脉弓上分支释放烟囱移植物，瘤颈长度从烟囱术前 6.9mm 增加到术后 26.5mm，这样可以充分隔绝病变，且持续性 Ia 型内漏很罕见。胸主动脉 TAG(Gore) 和 Valiant（Medtronic）支架分别结合自膨式覆膜支架和球囊扩张覆膜支架，显示出更好的顺应性，最小（支架间）的间隙面积，从而降低 Ia 型内漏的风险。

从目前的经验教训表明，创建一个至少 20mm 长度的锚定区是必要的，以降低"间隙"相关的 I 型内漏的风险。笔者考虑烟囱移植物与胸主动脉支架重叠越长，"间隙"闭塞越快，烟囱支架周围的主动脉支架适应会越好。

烟囱技术的局限性

烟囱胸主动脉腔内技术的主要局限性包括（支架间）"间隙"相关内漏的发生率和由于上肢入路发生脑卒中的风险。Bosiers 等在欧洲烟囱技术病例的调查显示，50% 的原发性 Ia 型内漏在术后第一个月自发消退。只有 5.4% 的治疗患者因持续性 I 型内漏接受了二次手术。这 5 例患者中 4 例有症状，他们接受了近端延长或栓塞治疗，卒中率为 4.2%，与之前报道的使用复合手术的卒中率相似。

（滕云飞　金　毕　译）

参考文献

[1] Hogendoorn W, Schlösser FJ, Moll FL, et al. Thoracic endovascular aortic repair with the chimney graft technique. J Vasc Surg, 2013,58(2):502–511.

[2] Bosiers MJ, Donas KP, Mangialardi N, et al. European Multicenter Registry for the performance of the chimney/snorkel technique in the treatment of aortic arch pathologic conditions. Ann Thorac Surg, 2016, 101(6):2224–2230.

第 17 章

桥接装置在复杂主动脉瘤腔内修复术中的应用

KONSTANTINOS P. DONAS, KENNETH OURIEL

多种桥接装置已经用于累及一个或多个靶血管的复杂 EVAR。本章将重点介绍德国明斯特圣弗朗兹库斯医院血管外科使用的最常用桥接装置，并概述它们的优点和局限性。

球扩式不锈钢覆膜支架

Advanta/i-Cast V12(MAQUET) 球扩覆膜支架是基于聚四氟乙烯 (PTFE) 薄膜覆盖技术设计的。支架的 316L 不锈钢支柱的两面完全由覆膜覆盖，从而保证血管内血流和血管壁不与支架支柱接触。此外，双重覆盖可防止支架的不锈钢支柱与聚四氟乙烯材料分离，可避免由此导致血管损伤或夹层。支架的开环式设计有利于输送鞘的安全通过，特别是在成角的降主动脉中，同时可极大降低支架从球囊脱落的风险。第一代覆膜支架是采用闭环设计，支架脱落在以前有过报道。

图 17.1 显示了不锈钢球囊扩张覆膜支架（BECS）。在开窗/分支（f/b-EVAR）和烟囱（ch-EVAR）腔内修复术中支架的长度为 22 mm、38 mm 和 59 mm，直径为 5~8mm，与 7F 血管鞘相匹配。

产品特点

主要特点包括径向支撑力和透视能见度。

径向支撑力

桥接装置的径向支撑力非常重要。

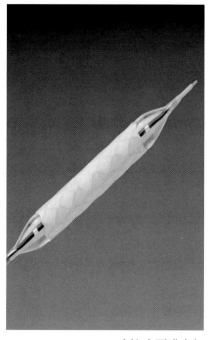

图 17.1 Advanta/i-Cast 球扩式覆膜支架

当桥接装置与腹主或胸主动脉支架平行使用时，高径向支撑力对于维持支架长期通畅性至关重要。CT 血管造影（Computedtomography angiography，CTA）检查可见 Endurant 支架周围的三个球扩烟囱支架具有良好的顺应性，覆膜支架完全扩张，达到满意的直径，无受压。这些优点使不锈钢球扩式覆膜支架成为烟囱技术的首选，尤其与 Endurant 腹主动脉支架系统联合使用时。

透视能见度

良好的透视能见度是 Advanta BECS 的另一个重要特征（图 17.2A）。

清晰的成像对于覆膜支架的精确定位是必不可少的，Advanta BECS 支架近端和远端边缘可以在手术过程中很容易辨认，特别是当手术在具有先进成像设备的复合手术间进行时。

在做主动脉平行烟囱技术时，需要 Advanta 覆膜支架与 Endurant 支架连接时，充分的透视能见度起着重要作用。其目标是将 Advanta 支架放置在肾上 Endurant 支架的中间（图 17.2B）。图 17.3 显示了肾上 Endurant 支架的倒钩有切割烟囱支架球囊的潜在风险。

局限性

球扩式支架的柔顺性较差，在成角的肾动脉中，往往需要套入柔顺性更好的自膨式镍钛合金支架，以改善支架的

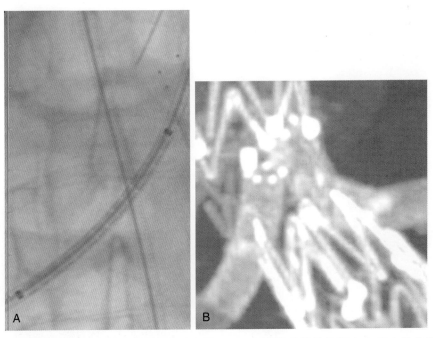

图 17.2　A. 球扩式覆膜支架的近端和远端边缘。B. 主动脉移植物的肾上支架中段位置是放置烟囱支架的理想位置

过渡性能。图 17.4 显示通过内衬放置镍钛合金裸支架，从而实现 BECS 在成角血管上的平滑过渡。

文献回顾

烟囱技术

在全球收集的 898 例烟囱支架使用经验中，有 49.2%（442 支）主动脉分支内植入了不锈钢 BECS（PERICLES 注册研究）[1]。体外试验推荐将 Endurant 装置与 Advanta/i-Cast V12 联合使用。PROTAGORAS 研究的结果已证实使用 Endurant 和 Advanta 的组合，98.4% 的病例未出现需要再次干预的新发 I 型内漏，这与巴塞罗那研究团队纳入 120 多例患者的体外试验结果相一致[2]。

腔内开窗技术

Panuccio 等[3] 报道了使用不锈钢 BECS 进行开窗和分支内支架的经验；该研究连续纳入 150 例接受了开窗 / 分支 EVAR 术的患者，共有干预 523 条靶血管，其中包括 104 条腹腔干、140 条肠系膜上动脉、275 条肾动脉和 4 条其他动脉。技术成功率为 99%（520/523）。使用率最高的是 BECS（95%），其中 336 例患者使用额外的内衬支架。

中位随访 14 个月后，13 例 (2%) 桥接支架 (BSG) 闭塞，19 例 (4%) 需要再次介入干预，两名患者因肠系膜上动脉堵塞而死亡。3 年桥接支架通畅率为 85%，其中 3 年患者免于再次介入干预和支架

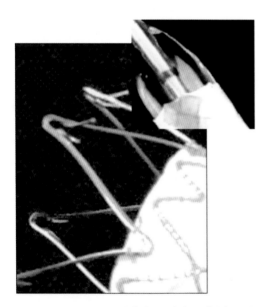

图 17.3 Endurant 系统肾上支架的倒钩具有潜在切割烟囱支架球囊的风险，从而引起主动脉支架和分支移植物的不可控的影响

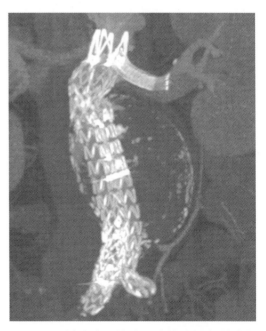

图 17.4 肾动脉近端放置球扩式烟囱覆膜支架联合肾动脉远端放置自膨式镍钛裸支架，实现烟囱支架在成角肾动脉内的平顺过渡

闭塞的综合结果为 80%。值得注意的是，使用内衬支架似乎并不能防止裸支架移植物（BSG）相关并发症的发生。

Mastracci 等人[4] 报道患者 3 年后免于再干预和无支架闭塞的概率为 89%。然而，在这项分析中，每个患者只记录了免于再干预情况，与 BSG 相关的多次再干预情况没有进行分别报道。这可能会对结果产生偏差，因为每个患者的（BSG 相关的）多次再处理可能会增加再干预率。与此不同，在 Münster 研究中进行了基于意向治疗方案的单分支的分析，对每个 BSG 及其相关的因素和事件进行了独立的分析。12 例患者出现了 19 次 BSG 再干预（每个患者 1.6 次 BSG 相关的再干预），这反映了这个问题的重要性。

新型不锈钢球囊扩张覆膜支架

最近，一种新型的球囊扩张覆膜支架已经被批准用于动脉系统。Gore VBX 支架系统（Flagstalff, Arizona, US）具有独特的不锈钢独立环设计。因此，该支架具有良好的柔顺性和高的径向支撑力。支架的这些特征在主动脉分支成角的情况下尤为重要，因为在这些血管中分别行开窗或烟囱支架时，需要更佳的顺应性和对位性。

图 17.5 显示右肾动脉成角的近肾腹主动脉瘤。图 17.6 显示了 VBX 支架远端边缘在成角的肾动脉中具有良好过渡性和适应性。这种性能的优点是避免额

外使用更具柔韧性的镍钛合金支架，最大限度地减少了因放置多个覆膜支架引起的管腔狭窄而导致闭塞的风险。

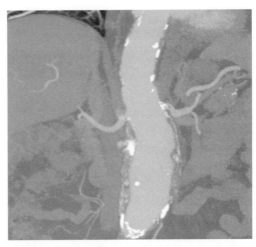

图 17.5　合并右肾动脉成角的肾旁动脉瘤

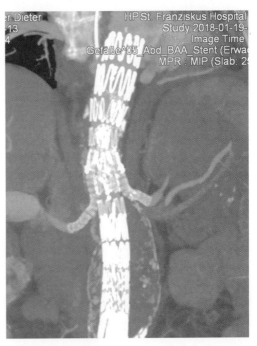

图 17.6　在成角肾动脉中，VBX 覆盖支架远端边缘可弯曲的表现

自膨式覆膜支架

Gore Viabahn 覆膜支架是一种具有良好柔顺性的自膨式覆膜支架，由内部的膨体聚四氟乙烯（expanded PTFE，ePTFE）和外部镍钛支架组成。新一代覆膜支架的两端各有四个不透射线的标记，以提高能见度。

该支架的释放方法为拧开位于释放手柄底部的螺旋连接器。Viabahn 的最佳的释放技术是将支架在输送鞘的保护下逐步释放（图 17.7），常常使用 7F 鞘管固定 Viabahn 支架未释放的部分，以避免支架的全部展开，随着鞘管退至支架远端下方，支架将完全释放。这种释放技术可防止覆膜支架在成角度的靶血管中的移位。

在开窗/分支和烟囱 EVAR 术治疗肾旁动脉瘤中使用的 Viabahn 支架的长度为 50~100mm，150 mm 的很少使用。这些支架系统与直径是 5~8mm 的 7F 或 8F 鞘管相兼容。

产品特点

径向力

CTA 的结果表明，与 BECS 相比，自膨式覆膜支架的径向力更低。然而，目前仍没有确切的数据来比较两种桥接装置在烟囱手术中的径向力。图 17.8 显示了一个 Viabahn 烟囱支架受压的病例。在这种情况下，Viabahn 内需要植入额外的镍钛裸金属支架。

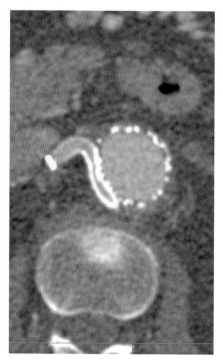

图 17.8 在使用镍钛合金腔内骨骼化的腹主支架时，放置多个烟囱支架，其中两个球扩覆膜支架用于肾动脉，一个自膨覆膜支架用于肠系膜上动脉。注意自膨支架的近端边缘受挫

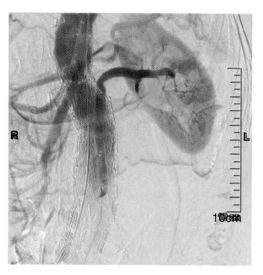

图 17.7 Viabahn 支架的完全释放，鞘位于覆膜支架的远端的后方

透视能见度

在烟囱技术中支架的近端和远端边缘必须可见，以确保支架精确的定位，而 Viabahn 支架的透视能见度很低。有时只有在放置额外的裸金属支架后，才能充分显示足够的远端锚定区，这可能会影响术中和术后的效果。目前，新一代 Viabahn 的近端和远端标记点可能会克服当前支架的这种缺点。

Viabahn（长度不超过 250mm）的柔顺性和适用性

经股动脉放置反向烟囱支架（也称为潜望镜）时，Viabahn 的柔顺性非常重要。图 17.9 显示 EVAR 术后发生 Ia 型内漏后，使用 Viabahn 经股动脉入路植入左肾动脉内。由于需要在扭曲的（肾下）腹主动脉内放置反向烟囱支架，所以选择柔顺性好、长度足够的 Viabhan 支架（可达 250mm）作为反向烟囱支架是合适的。

文献回顾

大量文献报道了使用自膨式覆膜支架作为烟囱装置。一项双臂临床研究比较了自膨式和球扩式覆膜支架的性能[5]。连续入组 46 条血管（43 条肾动脉，3 条肠系膜上动脉）使用 Advanta 支架进行血管重建术（1.2 烟囱支架 / 每例），另连续入组 81 条靶血管（64 条肾动脉，1 条肠系膜上动脉，6 条腹腔干动脉）用 Viabahn 支架进行血管重建术（2.3 支烟囱 / 每例）。随访结果发现，两组靶血管保留率相似：球扩支架组为 97.8%，自膨支架组为 100%。总体而言，球扩支架组有一例围手术期出现 Ia 型内漏（出院时 CTA 中未发现）。而自膨支架组有 5 例围手术期出现 Ia 型内漏，但只有 1 例坚持进行放射学检查。因动脉瘤囊增大，术后一年，在该患者腹主动脉支架近端放置了一个 Cuff 支架，使密封段延伸 5mm。

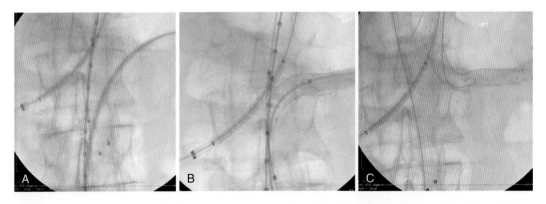

图 17.9　烟囱支架的上移技术演示。A. Viabahn 支架通过股动脉入路植入左肾动脉。另外，Viabahn 支架远端通过短球囊固定。最后，通过从股动脉入路的 8F 鞘将 Viabahn 支架近端向头侧移动

综上所述，中期结果证实了使用烟囱覆膜支架治疗近肾主动脉病变的安全性和可行性，无论使用球扩式覆膜支架还是自膨式覆膜支架，都具有优越的通畅率和较低的内漏发生率。

与上述结果一致的是，苏黎世研究小组发表了随访 2 年的 169 个使用烟囱 / 潜望镜移植物（periscope grafts, CPG）进行血管分支重建的性能。总体而言，有 4 个 CPG 闭塞（98% 靶血管通畅）；没有观察到支架移位。所有患者的肾功能均正常[6]。

内 衬

内衬概念即在先释放的覆膜支架远端到靶血管释放自膨式镍钛裸支架，以实现烟囱移植物在成角的靶血管内平顺过渡。此外，这种支架结构形成了漏斗状，潜在地降低了桥接支架内膜增生、狭窄或闭塞的风险。

（汪洋怡景 熊国祚 译）

参考文献

[1] Donas KP, Lee JT, Lachat M, et al. Collected world experience about the performance of the snorkel/chimney endovascular technique in the treatment of complex aortic pathologies: the PERICLES Registry. Ann Surg, 2015,262(3):53-546, discussion 552-553.

[2] Donas KP, Torsello GB, Piccoli G, et al. The PROTAGORAS study to evaluate the performance of the Endurant stent graft for patients with pararenal pathologic processes treated by the chimney/snorkel endovascular technique. J Vasc Surg, 2016, 63(1):1-7.

[3] Panuccio G, Bisdas T, Berekoven B, et al. Performance of bridging stent grafts in fenestrated and branched aortic endografting. Eur J Vasc Endovasc Surg, 2015, 50(1):60-70.

[4] Mastracci TM, Greenberg RK, Eagleton MJ, et al. Durability of branches in branched and fenestrated endografts. J Vasc Surg, 2013, 57(4):926-933.

[5] Donas KP, Pecoraro F, Torsello G, et al. Use of covered chimney stents for pararenal aortic pathologies is safe and feasible with excellent patency and low incidence of endoleaks. J Vasc Surg, 2012, 55(3):659-665.

[6] Lchat M, Veith FJ, Pfammatter T, et al. Chimney and periscope grafts observed over 2 years after their use to revascularize 169 renovisceral branches in 77 patients with complex aortic aneurysms. J Endovasc Ther, 2013, 20(5):597-605. https:// doi.org/10.1583/13-4372.1.

第 18 章

Ia 型内漏的处理

KONSTANTINOS P. DONAS, GIOVANNI TORSELLO

血管腔内技术发展对腹主动脉瘤（AAAs）的治疗产生了革命性改变。微创技术和不断改进的腔内器械使得 AAA 的治疗不断突破血管解剖瓶颈。然而，与此同时，晚期并发症（如 I 型内漏）的发生也越来越多。

EVAR 术后发生 I 型内漏的主要原因是支架尺寸偏小、术中放置的覆膜支架与主动脉壁的锚定和固定不足。在这种情况下，应考虑使用 EndonAchors 或球囊扩张支架进行优化固定，或在支架与主动脉壁之间通过药物注射治疗。EndonAchors（Aptus Endosystems，Sunnyvale, California）或 Palmaz 金属裸支架（Cordis，Fremont, California）仅适用于瘤颈部增大且既往覆膜支架无明显移位的情况。使用 Heli-FX 主动脉安全系统的动脉瘤全球注册研究（ANCHOR）发现，该技术在 319 例入组患者中取得了 95% 的技术成功，但在手术结束时仍有 9.1% 的 Ia 型内漏残余 [1]。

美国克利夫兰诊所（Ohio, USA）的一项关于 Palmaz 支架的回顾性研究证实：初步报道的技术成功率为 100%[2]。然而，在 35% 的治疗病例中，研究者们观察了 Palmaz 支架与主动脉支架和血管壁之间的近端密封带的中期通畅率和血管重塑，他们发现：Palmaz 支架主要的局限性在于支架的硬度和缺乏有效设备追踪动脉瘤颈的自然增大程度，这可能导致新的 Ia 型内漏。

大多数覆膜支架移位是由于动脉瘤颈的严重成角，成角会导致支架移位和肾动脉起源的肾上金属裸支架部分闭塞。在这种情况下，建议建立新的密封区，可以通过开窗覆膜支架技术来实现。

Katsargyris 等 [3] 报道了 26 例使用开窗腔内修复术治疗 AAA。该研究团队证实 23.1% 的治疗病例通过肾门开窗插入导管，克服了肾上支架位于靶血管和开窗之间的技术难点。此外，在 5 例（19.2%）患者中，EVAR 通过既往的髂动脉支架内入路完成，导致既往支架移位和支架覆盖长度发生改变。与纽伦堡的经验一致，克利夫兰诊所报告称：EVAR 失败后的二期分支动脉修复和开窗修复比一期 EVAR 更复杂[4]。

与开窗覆膜支架相比，平行支架技术具有一定优势。平行支架技术利用商品化器械，无须改动支架，能够立即开展腔内手术治疗。队列研究发现：对有破裂风险的 AAA 及时行手术治疗对患者而言非常重要，尤其是主动脉中位直径达到了 7.1 cm[5] 时。

从技术角度来看，经上肢动脉入路行血管腔内治疗是相对容易和可行的手术入路。另外，Endurant M 型短支架对瘤颈成角的 AAA 具有更佳的适应性，能有效改变动脉瘤的病理过程。同时，新型的追踪系统能够实现对严重钙化髂动脉和瘤颈成角的 AAA 动态评估。EVAR 烟囱技术能够实现鞘管置入靶血管内；但是，如果不能成功输送鞘管到靶血管，EVAR 烟囱手术需被迫中止。若开窗的覆膜支架不能通过窗口准确置入目标血管，就需要中转开放手术并取出开窗支架。这可能与不适合行开放修复术患者的高危因素有关，这类患者常伴有严重

的临床并发症。

另一方面，烟囱技术的一个主要问题仍然是如何将烟囱支架与主动脉支架理想结合，把支架间隙漏的风险降到最低。基于笔者在平行支架和开窗支架方面的丰富经验，在肾动脉行球扩覆膜支架置入具有透视能见度高、精确定位和足够的径向支撑力等明显的优势。

在一名患者中，笔者观察到支架间隙相关内漏引起的动脉瘤先兆破裂，这说明细致随访的必要性。该患者经腔内手术被成功治愈，避免了中转开放手术。在此病例中，笔者使用三明治结构，从外到内为：移位的 Zenith 支架、潜望镜 Viabahn 支架，最后是 Endurant 管状支架。由于无法经上肢行左肾动脉置管，故而经股动脉入路行潜望镜 Viabahn 支架植入。持续的计划外的支架间隙的产生，可能与柔顺的 Viabahn 潜望镜支架和僵硬的不锈钢内骨架 Zenith 支架之间的不良作用有关。

图 18.1 展示根据 EVAR 术后 Ia 型内漏发病机制选择的治疗方案。需要临床数据证实所提出的方案。

EVAR 术后 Ia 型内漏形成机制

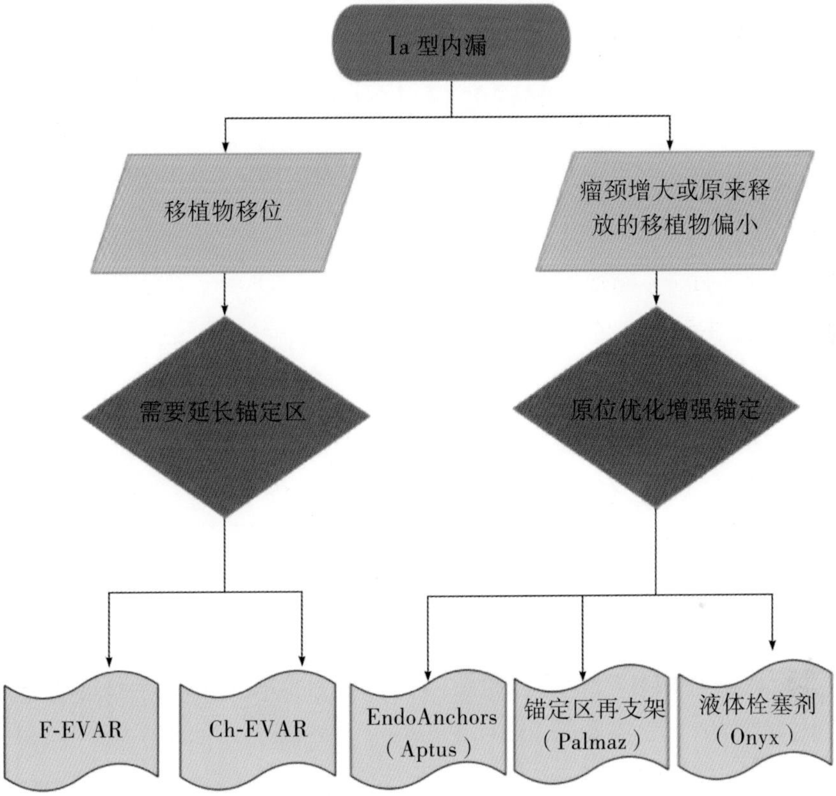

图 18.1　EVAR 术后 Ia 型内漏形成机制及治疗方案和所需要的器材。F-EVAR：开窗 EVAR；Ch-EVAR：烟囱 EVAR

（蔡传奇　李毅清　译）

参考文献

[1] Jordan WD, Mehta M, Varnagy D, et al. Results of the ANCHOR prospective, multicenter registry of EndoAnchors for type Ia endoleaks and endograft migration in patients with challenging anatomy. J Vasc Surg, 2014,60:885–892.

[2] Arthurs ZM, Lyden SP, Rajani RR, et al. Long-term outcomes of Palmaz stent placement for intraoperative type Ia endoleak during endovascular aneurysm repair. Ann Vasc Surg, 2011,25:120–126.

[3] Katsargyris A, Yazar O, Oikonomou K, et al. Fenestrated stent-grafts for salvage of prior endovascular abdominal aortic aneurysm repair. Eur J Vasc Endovasc Surg, 2013,46:49–56.

[4] Martin Z, Greenberg RK, Mastracci TM, et al. Late rescue of proximal endograft failure using fenestrated and branched devices. J Vasc Surg, 2014,59:1479–1487.

[5] Donas KP, Telve D, Torsello G, et al. Use of parallel grafts to save failed prior endovascular aortic aneurysm repair and type Ia endoleaks. J Vasc Surg, 2015,62(3):578–584.

第 19 章

乙烯-乙烯醇共聚物液体栓塞剂处理Ⅱ型内漏

KONSTANTINOS P. DONAS, MICHEL BOSIERS, ARNE SCHWINDT

自 Parodi[1] 等在 1991 年广泛介绍 EVAR 治疗腹主动脉瘤（AAAS）以来，AAAs 的治疗在过去二十年里发生了显著改变。然而，EVAR 也有致命弱点，那就是 EVAR 术后内漏。

许多早期Ⅱ型内漏是暂时性的，仅采用保守疗法可在 6 个月内自行消退。然而，当Ⅱ型内漏伴内漏瘤腔增大超过 5mm 时，内漏的治疗是必要的 [2-5]。Ⅱ型内漏的治疗有多种方案，包括经动脉、腰部（直接穿刺）和下腔静脉入路栓塞，腹腔镜结扎和开放手术修复等。Onyx 是一种经美国食品和药物管理局（FDA）批准用于栓塞大脑动静脉畸形的栓塞剂。20 世纪 90 年代初期，Taki[6] 等和 Terada[7] 等首次描述了一种类似的前体复合物。

Onyx 是一种溶解于二甲基亚砜（DMSO）和悬浮钽微粉（Medtronic, Santa Rosa, California, USA）的乙烯-乙烯醇共聚物（EVOH）。有三种可能的浓度：

· Onyx LES（液体栓塞系统）18（6%EVOH）

· Onyx LES 34（8%EVOH）

· Onyx HD 500（20%EVOH）

共聚物数量越大，黏性越高。注射后 5min 内凝固。

术前评估

包含动脉和静脉相的薄层（1.0mm）计算机断层扫描血管造影（CTA）被用来定义解剖学上的内漏。导致Ⅱ型内漏的发生和持续存在的两种主要血管来源如下：

1. 通过肠系膜上、下动脉的交通支动脉引流血液进入内漏瘤腔。

2. 起源于髂内动脉的腰或骶中动脉通过髂腰动脉流入内漏瘤腔。

肠系膜动脉和腰动脉共同参与内漏瘤腔血供。

当Ⅱ型内漏的流入和流出道血管被确定后，在德国 Münster，术者首选 Onyx 经动脉栓塞方案。图 19.1 显示了起源于肠系膜下动脉的Ⅱ型内漏患者的 CTA。

如果检查没有发现入瘤血管，或者

114

经动脉尝试失败，经腰椎入路成为备选方案。最终，如果Ⅱ型内漏的腔内治疗失败，持续的动脉瘤扩张需要有创治疗，如开放手术修复（图 19.2）。

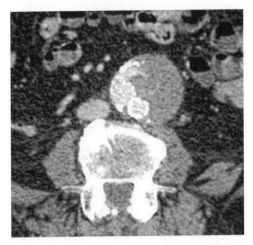

图 19.1　源自肠系膜下动脉的Ⅱ型内漏导致动脉瘤囊增大

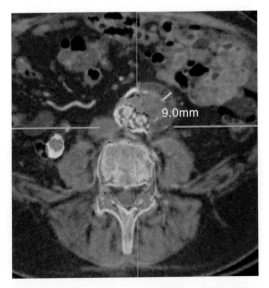

图 19.2　两组术后 CTA 扫描融合成像显示 8 个月后动脉瘤囊显著增大 9mm

手术方式

Onyx 栓塞可通过肱动脉或股总动脉入路实施。笔者倾向于经肱动脉穿刺，以避免经股动脉入路通过同侧髂内动脉达到髂腰动脉时鞘和导管呈 180°。如果患者身高过高，采用经腋窝入路能提供足够长的导管达到髂腰动脉。手术通常在患者全身麻醉的情况下进行。

步　骤

穿刺左肱动脉，采用 Seldinger 技术引入短 4F 鞘。

给予肝素（5000IU）肝素化。

一根 0.035 软 Terumo 导丝置入升主动脉。在导丝快速推进的情况下，猪尾导管旋转后，导管可以很容易地推进至近肾主动脉段。

交换硬导丝，将 90cm 的 6F Shuttle 鞘（Cook, Bloomington, Indiana, USA）置入肾动脉分叉处。

使用软导丝和椎动脉导管选入肠系膜上动脉（图 19.3）。确认交通支动脉后（图 19.4），尽量向远处推进鞘和椎动脉导管。

当内漏起源于腰动脉时，进入髂内动脉，接着髂腰动脉置管。通过椎动脉导管，将 0.014 导丝推送进内漏腔。

现在使用 DMSO 兼容的微导管进入内漏瘤腔，可选用 0.014 的 Echelon 或 0.010 的 Marathon（Medtronic）。

在准备 Onyx 栓塞时，微导管用生理

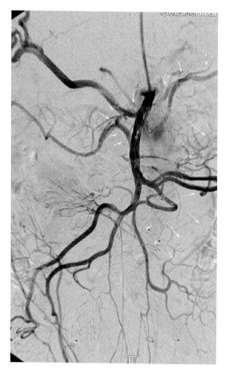

图 19.3 肠系膜上动脉的超选择性血管造影

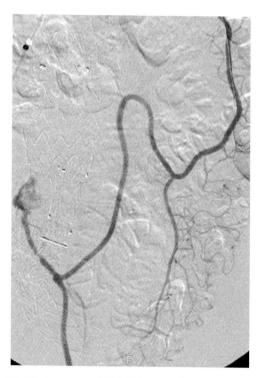

图 19.4 Riolan 弓及其与肠系膜下动脉连接的实例

盐水冲洗，然后用预备的 DMSO 填充无效腔以防止 Onyx 过早聚合，因为它会在与水或血液接触时聚合。栓塞的目的是堵塞内漏瘤巢以及入瘤和出瘤血管（图19.5）。退出导管期间，Onyx 弥散入滋养血管中。

当出瘤血管开始充满 Onyx 时，Onyx 注射结束（图 19.6）。然后在 Onyx 注射器的抽吸下小心地收回导管。

图 19.7 为术后影像学。在本病例中，我们使用磁共振成像（MRI）。液体栓塞剂中的钽粉在 CT 中显影良好，但会在 CT 影像中产生伪影。

文献回顾

Bosiers[8] 等报道了 13 例持续性 II 型内漏导致动脉瘤囊生长直径大于 5mm 的患者接受了 Onyx 治疗。每例患者均行经动脉 Onyx 栓塞术，技术成功率为 92%（13例患者中 12 例手术成功）。在一名患者中，为导致内漏的目标血管反复尝试插管，导致髂内动脉破裂；采用覆膜支架植入治疗。临床成功率为 90%（10 例患者中 9 例成功）。

在 2000 年，Martin[9] 等报道了在使用 Onyx 治疗的 6 例患者中，5 例患者完全消除内漏。3 例患者采用左侧经腰穿

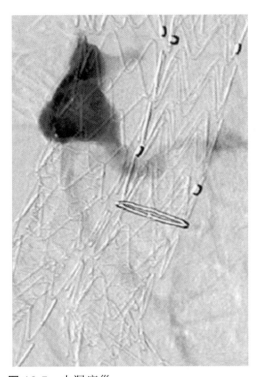

图 19.5 内漏瘤巢

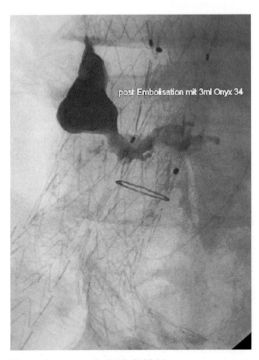

post Embolisation mit 3ml Onyx 34

图 19.6 Onyx 栓塞治疗结果

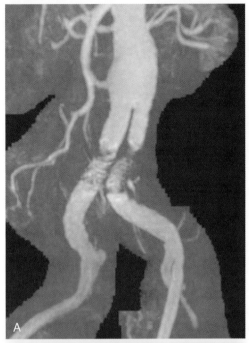

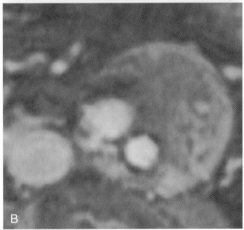

图 19.7 Onyx 栓塞术后影像

刺，1 例患者经下腔静脉穿刺，2 例患者采用肠系膜下动脉置管。随访影像显示所有患者在治疗后 7~29 周（平均 19.2 周）动脉瘤直径减小。Simpson[10] 等仅使用经腰栓塞治疗Ⅱ型内漏，成功率仅有 45.5%（11 例患者中有 5 例成功）。

Baum[11]等研究证明，与经动脉栓塞技术相比，经腰路径有显著优势。Stavropoulos[12]等对这一差异进行了解释，将弹簧圈直接置入内漏腔中以闭合供养血管的瘤巢。在 Baum 的研究中，弹簧圈在供养血管中展开，没有对瘤巢进行处理。栓塞瘤巢比栓塞单根供养血管效果更具一致性。

优点和缺点

氰基丙烯酸正丁酯（NBC）和 Onyx 被描述为液体栓塞剂。两种药剂相比，Onyx 有一些优点[13]。Onyx 不易附着于推送导管，允许更慢、更可控的推送。此外，拔除导管时能最大限度降低损害目标病灶的风险。可控的推送也可使无意中的非靶向位置栓塞减少到最低程度。在这一方面，肠系膜缺血和瘫痪被认为是由 NBC 远端栓塞引起的并发症[13-14]。在较长的时间内，由于凝固性能和注入能力的差异，每期治疗 Onyx 胶的用量更高。

Onyx 的缺点包括准备时间长、短暂的口臭和难闻的体臭、费用高，并且有可能引起血管痉挛[15-16]。尽管风险较低，但当 Onyx 不小心弥散开时，远处器官缺血的风险仍然存在。此外，由于 Onyx 导致 CT 成像伪影，笔者推荐磁共振血管造影（MRA）来准确评估 Onyx 治疗后的动脉瘤腔。

（蔡传奇　李毅清　译）

参考文献

[1] Parodi JC, Palmaz JC, Barone HD. Transfemoral intraluminal graft implantation for abdominal aortic aneurysms. Ann Vasc Surg, 1991,5:491-499.

[2] Schlösser FJ, Gusberg RJ, Dardik A, et al. Aneurysm rupture after EVAR: can the ultimate failure be predicted? Eur J Vasc Endovasc Surg, 2009,37:15-22.

[3] Van Marrewijk CJ, Fransen G, Laheij RJ, et al. Is a type Ⅱ endoleak after EVAR a harbringer of risk? Causes and outcome of open conversion and aneurysm rupture during follow-up. Eur J Vasc Endovasc Surg, 2004,27:128-137.

[4] Jones JE, Atkins MD, Brewster DC, et al. Persistent type Ⅱ endoleak after endovascular repair of abdominal aortic aneurysm is associated with adverse late outcomes. J Vasc Surg, 2007,46:1-8.

[5] Higashiura W, Greenberg RK, Katz E, et al. Predictive factors, morphologic effects and proposed treatment paradigm for type Ⅱ endoleaks after repair of infrarenal abdominal aortic aneurysms. J Vasc Interv Radiol, 2007,18:875-881.

[6] Taki W, Yonekawa Y, Iwata H, et al. A new liquid material for embolization of arteriovenous malformations. AJNR Am J Neuroradiol, 1990,11:163-168.

[7] Terada T, Nakamura Y, Nakai K, et al. Embolization of arteriovenous malformations with peripheral aneurysms using ethylene vinyl alcohol copolymer: report of three cases, J Neurosurg, 1991;75:655-660.

[8] Bosiers MJ, Schwindt A, Donas KP, et al. Midterm results of the transarterial use of Onyx in the treatment of persisting type Ⅱ

endoleaks after EVAR. J Cardiovasc Surg, 2013,54(4):469–475.

[9] Martin ML, Dolmatch BL, Fry PD, et al. Treatment of type II endoleaks with Onyx. J Vasc Interv Radiol, 2001,12:629–632.

[10] Simpson AJ, Garg J, Dilley RB, et al. Translumbar embolization of for type II endoleaks after EVAR: a multicenter retrospective review. J Vasc Surg, 2010, 52(2):529.

[11] Baum RA, Carpenter JP, Golden MA, et al. Treatment of type 2 endoleaks after endovascular repair of abdominal aortic aneurysms: comparison of transarterial and translumbar techniques. J Vasc Surg, 2002, 35:23–29.

[12] Stavropoulos SW, Park J, Fairman R, et al. Type 2 endoleak embolization comparison: translumbar embolization versus modified transarterial embolization, J Vasc Interv Radiol, 2009,20(10):1299–1302.

[13] Massis K, Carson 3rd WG, Rozas A, et al. Treatment of type II endoleaks with ethylene-vinyl-alcohol copolymer (Onyx). Vasc Endovascular Surg, 2012,46(3): 251–257.

[14] Abularrage CJ, Patel VI, Conrad MF, et al. Improved results using Onyx glue for the treatment of persistent type 2 endoleak after endovascular aneurysm repair. J Vasc Surg, 2012,56(3):630–636. Epub 2012 May 8.

[15] Chao CP, Paz-Fumagalli R, Walser EM, et al. Percutaneous protective coil occlusion of the proximal inferior mesenteric artery before N-butyl cyanoacrylate embolization of type II endoleaks after endovascular repair of abdominal aortic aneurysms. J Vasc Interv Radiol, 2006,17:1827–1833.

[16] Gambaro E, Abou-Zamzam Jr AM, Teruya TH, et al. Ischemic colitis following translumbar thrombin injection for treatment of endoleak. Ann Vasc Surg, 2004,18(1):74–78.

第 20 章

图像融合技术在高级腔内修复中的应用

GIUSEPPE PANUCCIO, GIOVANNI FEDERICO TORSELLO, JOHANNES SCHÄFERS,
KONSTANTINOS P. DONAS, GIOVANNI TORSELLO

越来越复杂的血管腔内技术促使术者在手术治疗前期对血管造影成像的要求越来越高。电离辐射剂量和造影剂的使用量也与手术操作的复杂性成正比。

为了减少辐射和对比剂剂量，在 EVAR 和开窗 / 分支手术（fenestrated/branched，EVAR f/b-EVAR）中使用融合技术是由克利夫兰临床团队在 2010 年引进的 [1]。该技术是将术前 CTA（血管计算机断层扫描）与介入术中血管造影融合使用。

该技术精确地将基于 CT 的三维解剖信息与基于术中透视的二维动态成像相结合。融合成像将两种成像系统的优势互补，降低了此类手术操作中通常需要的辐射量和对比剂量。

适应证

只要已经获得术前 CTA 或磁共振血管造影（MRA）扫描影像，融合成像就可用于每个血管腔内手术。尤其在需要开通特定目标血管时更能体现其优势。

融合成像的使用对于复杂腔内主动脉修复有很大帮助，它还有助于术中克服具有挑战性的解剖结构，如成角的主动脉瘤颈、扭曲的血管和附属的主动脉分支血管。该技术的应用可以简化复杂的主动脉腔内手术，减少介入手术的持续时间，并降低辐射暴露剂量。

技 术

目前，最新一代杂交手术室配备了先进的成像工具，如影像融合系统。这些设备与工作站相结合，用于加载和处理来自先前 CT（或 MR）扫描的医学数字成像和通信（DICOM）数据。血管的三维模型被分割，然后与术中实时造影图像合并。几家成像公司已经开发了无线专有系统以结合不同的技术。最近，Cyder Medica 开发了一种新系统，能够将融合技术所需的工作站集成到每个血管造影系统中，包括移动 C 臂设备。

融合成像的先决条件包括：①能够

从三维 DICOM 数据集推断血管解剖结构；②图像模式的精确配准系统；③能够在不影响图像质量的情况下选择并向手术者显示实时图像上患者解剖结构的相关方面。

　　该技术分为四个简单、自动化和人工辅助的步骤：①分割，②规划，③配准，④实时图像引导。

分　割

　　首先，将术前 CT 或 MR 扫描的 DICOM 数据集加载到工作站中。然后选择与手术相关的解剖结构，将视野限制在相关血管系统。大多数可用的分割引擎都是半自动工作的。通过点击系统，选择感兴趣的血管进行进一步处理，例如，肾下腹主动脉腔内修复中显示腹主动脉、肾动脉、髂动脉和髂内动脉（图20.1）。

规　划

　　为获得手术的详细规划，软件允许手术者在血管起始点设置标记和在垂直位标记血管环。标记和环可以在所有三个轴上进行调整、命名、测量和应用注释（图20.2）。

　　这一步有助于可视化锚定区，并提供超选血管指引。此外，它有助于手术

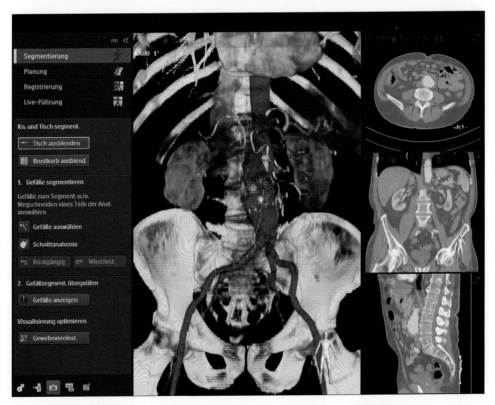

图 20.1　选择主动脉以及肾动脉和髂血管（蓝色）在术中阶段进行可视化处理

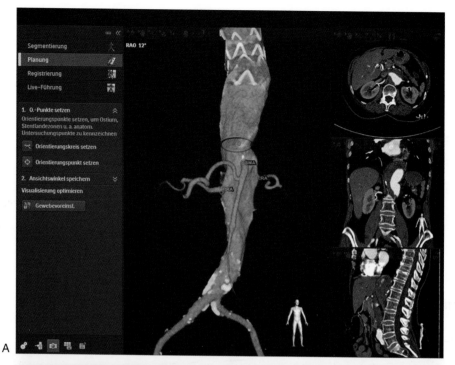

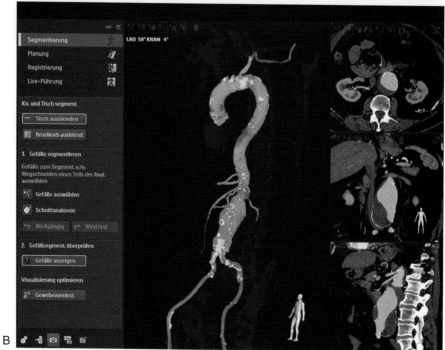

图 20.2　A. 胸腹主动脉瘤样退行性变。B. 肠系膜上动脉（SMA）和左右肾动脉（LRA 和 RRA）的起始部标有小蓝环。放置另一个环（编号 4）以显示主动脉的最佳投影

中造影及器材的放置，规划最佳投射角度和视差角度（图 20.3）。

最近，引入了另一个全自动系统，该系统不仅可以分割整个主动脉和主要分支（图 20.4A，红色结构），还可以创建数字化显示的血管，突出显示动脉开口部位（图 20.4B，蓝圈）、血管长度（刻度中心绿线），每个血管的最佳投影角度（黄色环）。

配准

该步骤将术前薄层断层成像（CT 或 MR 扫描）的"融合"与血管造影过程中的实时透视图像对齐。目前有两种模式可用于获得两个数据集的正确重叠：3D/3D 配准和 2D/3D 配准。

3D/3D 配准

初始 3D/3D 配准方法要求术中采集患者解剖结构的容积数据。这可以通过新的固定的血管造影系统执行，该系统可以执行锥束 CT。通过将 C 形臂围绕感兴趣区域几乎完全旋转，可以在导管室中获得 CT 影像（图 20.5A，左侧）。

采集大约需要 10s，在需要的情况下可以注入对比剂。在此过程之后，来自术前 CT 扫描的容积数据必须与术中三维体数据相结合。两个数据集之间的精确对齐需要对解剖区域进行手动匹配，

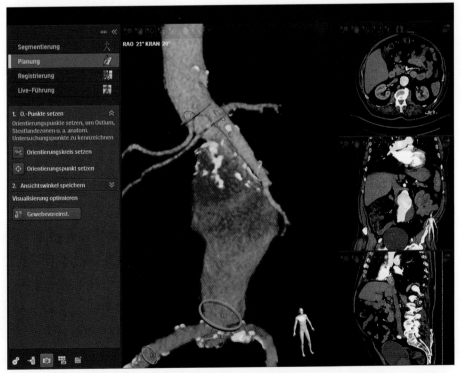

图 20.3　近肾腹主动脉瘤。选择最佳工作投射是每个血管内手术的关键步骤。在这种情况下，近端主动脉瘤颈水平处的环呈一条线，表明投射角度没有误差

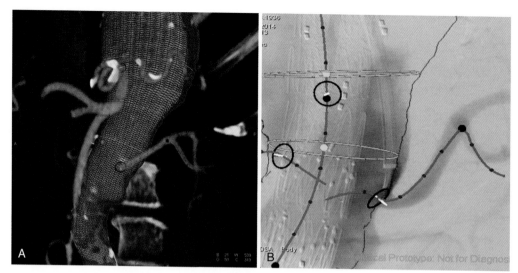

图 20.4　A. 胸腹主动脉瘤的数字化显示。红色网络为主动脉腔内自动重建。B. 术中透视细节融合网格模型。蓝色环放置在主要分支血管起始部位。绿线表示血管的中心线，红点在每隔 1cm 的位置放置。黄色环显示主动脉的方向

这可能会很麻烦且耗时较长。它涉及几个可能容易出错的步骤，其中可能会出现不准确的情况，因为配准技术非常依赖于患者在两次采集时的体位。此外，在患者移动的情况下，需要额外的锥束 CT 扫描来纠正错位。最近，飞利浦公司（Andover, Massachusetts, USA）推出了一种半自动方法来简化这一过程。手术者在术前和术中容积数据的不同断层片上标记三个点。然后根据这三个坐标（图 20.5A、B）的计算结果进行配准。

简单地说，该技术主要的缺陷是需要额外的辐射剂量和 C 形臂旋转运动可能带来污染手术野的风险。

2D/3D 配准

在 2D/3D 配准中，术中二维体数据与术前三维体数据匹配。CT 扫描的 3D 数据与血管造影中的 2D 透视图像合并。术中至少需要进行两个不同角度的投影。有些系统只需要骨骼结构作为标记，而不需要额外的造影剂；其他的还结合了可视化的血管。通过将两幅二维图像中的骨骼坐标与 CT 扫描中的骨骼坐标进行匹配，即可以实现融合。两幅图像应包括前后位投影和 45°~90° 的左前斜或右前斜位投影。

通常为了使血管和骨骼 3D 分割后并使得两个投影重叠，手术者需要沿空间的三个轴平移和旋转三维体数据，以获得解剖结构的完美匹配（图 20.6）。大多数情况下，椎体和髂嵴在这些 2D 投影中与术前扫描的三维体数据相匹配。此步骤在工作站上手动执行，通常需要几分钟。

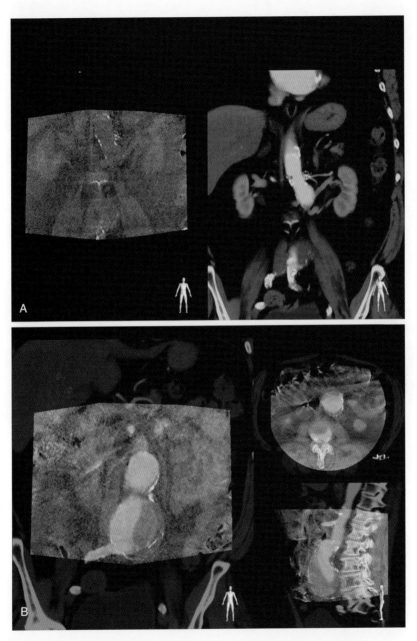

图 20.5　融合成像中的 3D/3D 配准。A. 在左侧，术中锥形 CT 显示没有造影剂。右侧显示术前 CT 血管造影。根据计算，在没有造影剂的情况下也可以精确识别血管起始点（第 1、2 和 3 点）。B. 这两个图像重叠，显示正确的配准

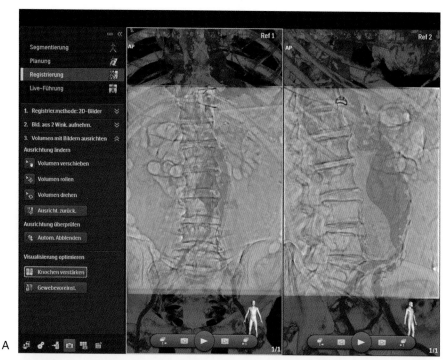

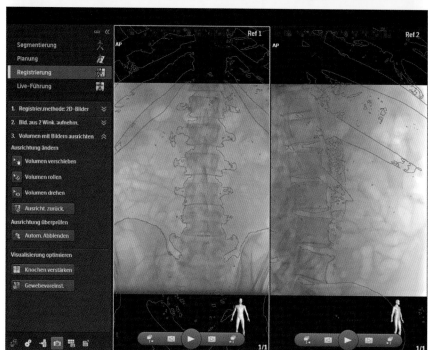

图 20.6　A.术前 CT 影像（黄色）覆盖在术中 2D 图像上。突出髋部和椎体的骨轮廓以促进结构的融合。B.配准结束。术中 CT 扫描的红线与骨骼的轮廓一致

每次注意到未对准时，可以重复该过程。然而，血管变形，如与使用硬导丝有关的变形可能是未对准的原因（图20.7）。为了克服这个问题，西门子公司（Erlangen, Germany）引入了一种自动计算，能够验证不同投影中的正确匹配，并最终根据设备计算结果修改血管图像位置。

实时图像引导

配准成功后，锁定对准，并在术中的透视图像上显示 3D 叠加图像。可以选择 3D 叠加图像的不同可视化角度以适应不同情况和手术者的需求。这可以是具有实质的或不连续管腔轮廓的 3D网格模型（图 20.8）。此外，规划步骤中设置的标记和环是三维可视化的（图20.9，图 20.10）。

文献回顾

自融合技术推出以来，一些研究已经显示了融合技术的可行性及其在复杂主动脉手术中的优势。据报道，西门子自动化融合成像引擎的适用性成功率高，与覆盖网格模型的偏差小 [2]。融合技术显著减少了 f/b-EVAR 期间造影剂的使用，并缩短了手术时间 [3]。Lille 团队观察到使用融合技术可降低在标准和复杂的 EVAR 中患者和手术者的辐射剂量 [4]。

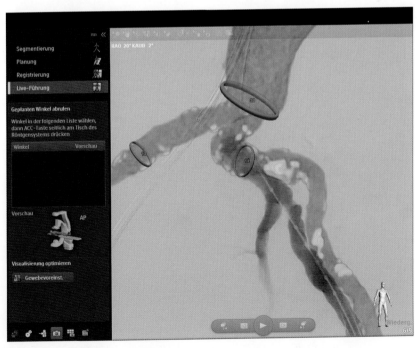

图 20.7 硬导丝置入引起的髂血管移位

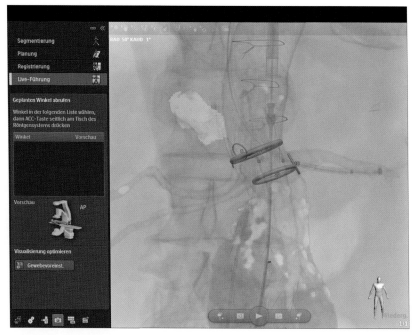

图 20.8 左肾动脉烟囱支架植入术中细节。主动脉主体支架放置在右肾动脉起始部位的正下方。使用球囊扩张覆膜支架保留左肾动脉。术中覆盖右侧的副肾动脉

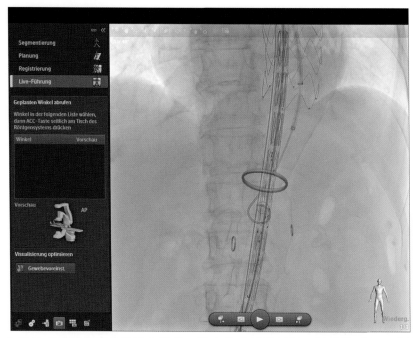

图 20.9 主动脉支架移植物的输送和释放，融合技术辅助下行双肾动脉开窗，为肠系膜上动脉提供分支导引

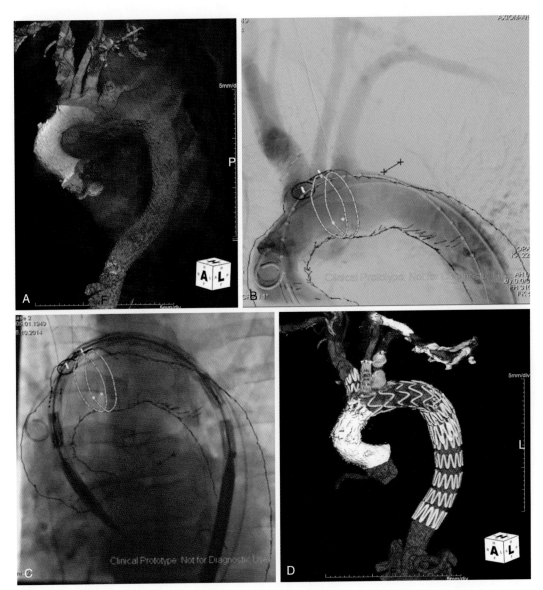

图 20.10　主动脉弓动脉瘤的腔内治疗。A. 置换升主动脉后。B. 术前数字减影血管造影显示配准正确。C. 融合辅助移植物输送和释放。D. 术后结果

结　论

　　影像融合技术可以成功地将术前和术中成像结合在主动脉手术中。该技术已被证明是可行和安全的。使用 2D/3D 配准，不需要额外的成像。3D 影像叠加和血管起始点和锚定区标记的附加信息可以简化和缩短复杂的程序。此外，它

可以减少造影剂的使用量并减少辐射暴露。在大多数系统中，融合过程是快速和简单的。

常规使用的融合成像技术是现代主动脉瘤腔内修复标准技术和高级技术工作流程中的重要组成部分。

（孙 元 译）

参考文献

[1] Dijkstra ML, Eagleton MJ, Greenberg RK, et al. Intraoperative C-arm cone-beam computed tomography in fenestrated/branched aortic endografting. J Vasc Surg, 2011,53:583–590.

[2] Panuccio G, Torsello GF, Pfister M, et al. Computeraided endovascular aortic repair using fully automated two-and three-dimensional fusion imaging. J Vasc Surg, 2016,64:1587–1594. e1.

[3] Sailer AM, de Haan MW, Peppelenbosch AG, et al. CTA with fluoroscopy image fusion guidance in endovascular complex aortic aneurysm repair. Eur J Vasc Endovasc Surg, 2016,47: 349–356.

[4] Hertault A, Maurel B, Sobocinski J, et al. Impact of hybrid rooms with image fusion on radiation exposure during endovascular aortic repair. Eur J Vasc Endovasc Surg, 2014,48:382–390.

第 21 章

技术展望

KONSTANTINOS P. DONAS

"传统"血管外科医生最初对血管腔内手术的怀疑已经被越来越高的热情所取代，因为这些微创技术将在血管疾病的治疗中发挥越来越重要的作用。此外，血管腔内治疗的并发症和远期效果问题，如随访中发现造影剂引起的肾损害，也带来了业内对血管腔内治疗技术的疑惑。

血管腔内技术的使用简化了许多原本需要手术的疾病的治疗。血管腔内治疗器械的快速发展扩大了 EVAR 的适应证，使其在一些复杂病例中也得到应用。成功的治疗需要确定的程序来体现血管腔内治疗和开放手术治疗模式的互补作用。一旦证明了这些复杂血管腔内技术的可行性，下一步就是将这些技术和相关设备标准化。在此背景下，笔者在本书中介绍了在德国 St. Franziskus 医院和 Münster 大学医院血管外科采用标准技术和高级技术进行的主动脉瘤腔内修复手术病例。

耐久性是本教科书中关注的重点，也是未来科学研究和创新的重点。复杂 EVAR 手术中缺乏专用桥接装置仍然是一个需要关注的主要领域。需要对可用设备进行体外和体内测试。最佳性能不仅取决于桥接装置的通畅性，还取决于对患者解剖条件的适应性。这包括成角血管要求（桥接装置）与主动脉内移植物相互作用的稳定性以及柔顺性。这些特点对 EVAR 手术的远期效果起着至关重要的作用。

本书的构思诞生在伦敦泰晤士河上船上一次晚宴中。Giovanni Torsello 教授的想法是根据 Münster 团队的理念和技术为进行主动脉瘤腔内修复的同道提供实用指南。在此，我向 Torsello 教授表示深切的感谢，感谢他持续的支持和 10 年中在临床和医学研究科学方面与我们成功的合作。

（孙 元 译）